EBS 명의

당신의 위는 안녕하십니까?

일러두기

- 본문에 실린 명의의 소속은 방송 당시 소속 대학과 병원을 기준으로 했음을 알려드립니다.
- 책 끝부분에 있는 EBS 〈명의〉 출연 및 자문 전문의 리스트에서 현재 재직 중인 대학과 병원을 확인할 수 있습니다.
- 이 책에 실린 환우들의 이름은 개인 정보 보호를 위해 모두 가명 처리하였음을 밝힙니다.

대한민국 최고의 명의들이 전하는
아주 특별한 건강 수업

EBS 명의

당신의 위는 안녕하십니까?

EBS 〈명의〉 제작팀 지음 이승민 글·구성

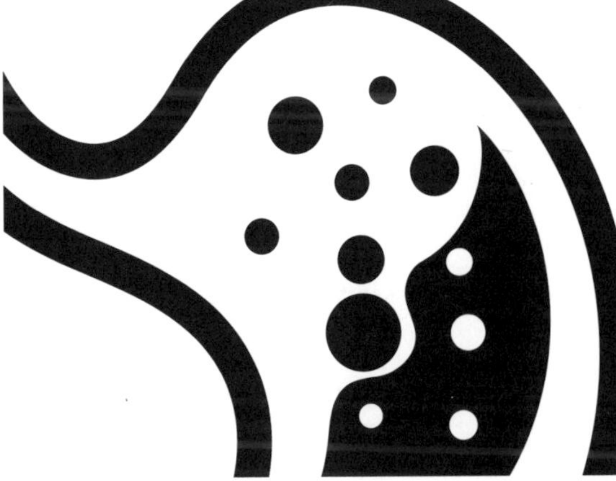

EBS BOOKS

CONTENTS

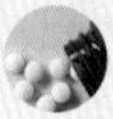 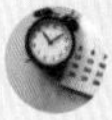 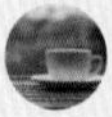

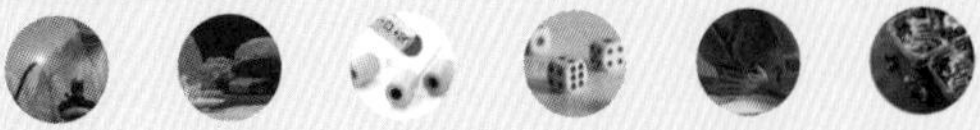

머리말

바야흐로 100세 시대다. 얼마 전만 해도 100세의 삶은 실현 불가능한 꿈이었으나, 평균 수명 연장과 의학의 발달로 그 꿈은 현실이 돼가고 있다. 100세 시대에 가장 중요한 것은 뭐니뭐니해도 '건강'이다. 건강하지 못한 상태로 100세를 사는 것은 재앙이 될 수 있기에 100세를 위한 건강 설계는 필수라 할 수 있다. 우리는 코로나 팬데믹을 겪으며 건강 없이는 평범한 일상을 지킬 수 없다는 것과 건강을 지키기 위해 올바른 의학 정보가 중요하다는 사실을 깨달았다.

◆

그런 의미에서 국내 최고의 명의들과 함께 올바른 의학 정보를 전달해온 EBS 프로그램 〈명의〉는 국민 주치의로서 그 역할을 톡톡히 해왔다고 할 수 있다. 뿐만 아니라 우리나라 최장수 건강 다큐멘터리 프로그램이다. 다른 방송에서도 건강 관련 프로그램은 많았지만 〈명의〉처럼 같은 프로그램 제목으로 15년을 넘게 방송해온 경우는 없다. 2007년 3월에 첫방송을 시작해 현재까지도 이어지고 있으니 프로그램의 질 못지않게 시청자들의 신뢰와 사랑도 높은 고품격 의학 다큐멘터리라 자부할 수 있다.

◆

〈명의〉 제작팀이 가장 중요하게 생각하고 흔들림 없이 고수한 원칙은 바로 정확한 의학 정보의 전달이다. 넘쳐나는 의학 정보의 홍수 속에서 사람들은 이런저런 검증되지 않은 정보에 자신의 건강을 맡기기 쉽다. 누가 먹어보고 효과를 봤다거나 어느 병원을 갔더니 병이 나았다는 등 제한된 경험을 바탕으로 한 이야기들에 흔들리는 것이다. 물론 그런 의학 정보로 건강해졌다면 문제가 없지만, 의료 현장에서는 잘못된 의학 정보로 인해 건강을 잃는 사례가 많다며 안타까움을 토로한다. 그래서 올바른 의학 정보의 전달이 중요한 것이다.

◆

〈명의〉 제작팀은 정확한 의학 정보의 전달을 위해 '명의' 선정에 심혈을 기울여왔다. 출연자들에 대한 신뢰와 공정성 확보를 위해 2007년부터 2021년까지 총 9차례에 걸쳐 전문 조사기관에 설문을 의뢰하였다. 전국 대학병원에 소속된 전공의 이상 2,000여 명을 대상으로 이메일, 전화 면접 등의 방법으로 각 질환별 의사를 추천받아 통계를 냈다. 의사가 뽑은 의사를 바탕으로 명의를 선정하고 임상과 연구 실적, 면담 등을 통해 출연을 확정하였다. 명실상부 국내 최고의 명의들이 출연할 수 있었던 것은 명의 선정에 있어 엄격한 기준과 흔들리지 않는 원칙을 지켰기 때문이다.

◆

명의 선정 과정이 엄격했던 것만큼 그들은 정확한 의학 정보를 알려주었고 여러 환자들의 사례도 같이 제시해 주었다. 다양한 질병에 대한 정보뿐 아니라 질병의 예방과 치료, 노화, 장수, 웰빙에 이르기까지 건강을 지키는 데 필요한 폭넓은 의학 정보도 프로그램에 담을 수 있었다. 또 하나 중요한 것은 생명을 지키기 위한 명의들의 노력과 열정이었다. 자신의 젊음을 의학 발전에 오롯이 바치고, 환자를 한 명이라도 더 살리기 위해 고군분투하며, 환자의 몸뿐 아니라 마음까지도 안아주는 명의들의 모습이 진한 감동으로 다가왔다. 그렇게 800편이 넘는 〈명의〉 프로그램이 만들어졌다.

◆

『당신의 위는 안녕하십니까?』는 그동안 방송된 EBS 〈명의〉 프로그램을 엄선하여 위 건강에 관한 내용을 종합하고 다시 심의하여 심혈을 기울여 재구성한 단행본이다. 위 질환의 예방에서부터 암의 치료, 그리고 생활 건강법까지 꼼꼼하게 담았다. 질병에 걸린 환자와 가족뿐 아니라 건강한 사람들도 미리 읽어보고 자신과 가족의 건강을 챙길 수 있을 것이다.

◆

마하트마 간디는 '금과 은이 아닌 진정한 부(富)는 건강이다'고 하였다. '건강을 잃으면 모든 것을 잃는다'는 말도 있다. 모두 건강의 중요성을 강조한 말들이다. 건강하게 살기 위해서는 정확한 의학 정보를 바탕으로 올바른 건강법을 실천해야 한다. 방송 프로그램이 우리나라 최고의 의학 다큐멘터리로 자리한 만큼 이 책 역시 우리나라 최고의 건강 서적이 되어 온 국민이 건강하게 사는 데 보탬이 되었으면 하는 바람이다.

2022년 12월

EBS 〈명의〉 제작팀

PART I

위 건강에 경고등이 켜질 때

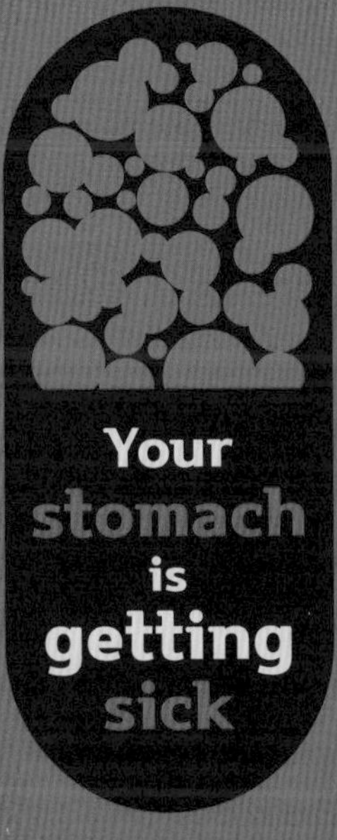

Chapter 01

위의 생김새와 기능

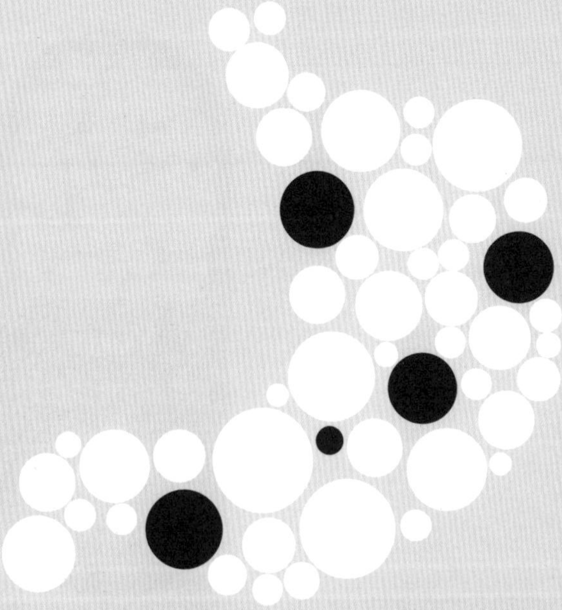

위는 우리 몸 안에서 가장 많은 일을 하고 있는 장기 중 하나다. 우리가 입으로 먹는 모든 음식을 받아들이고 소화시키는 일을 매일 반복하고 있다. 위는 우리가 그 존재를 가장 쉽게 느낄 수 있는 장기이기도 하다. 식사 때가 되면 배가 고프고, 음식을 먹으면 배가 부르기 때문에 애써 인식하지 않으려 해도 내 몸 안에 위가 있음을 자연스럽게 느끼게 된다. 우리가 먹는 일을 멈추지 않는 이상 위는 쉼 없이 일을 한다. 사람이 무리하게 일하면 몸이 피곤해지고 병이 생기는 것처럼 위 역시 쉼 없이 일하는 만큼 탈이 나기 쉽다. 그런 의미에서 병원의 여러 진료과 중 가장 많은 환자가 찾는 곳이 소화기내과인 것은 어찌 보면 당연한 현상이라고 할 수 있다.

커졌다 작아졌다 하는 주머니

위는 빈 주머니 모양의 소화기관으로 횡경막 아래 복부 왼쪽에 위치하며 간이 그 위를 덮고 있다. 위는 'J'자와 비슷한 모양을 하고 왼쪽에서 오른쪽으로 길게 놓여 있다. 윗부분이 약간 넓고 길이는 25cm 정도인데 사람에 따라 조금씩 차이가 있다. 크기는 자신의 주먹 두 개 정도로 음식물 섭취량에 따라 늘어나거나 줄어든다. 먹는 양을 늘리면 위의 크기도 늘어나지만, 단식 등을 통해 음식을 끊거나 섭취량을 줄이면 위도 줄어든다.

해부학적으로 보면 위는 식도와 연결되어 있는 들문(분문부)과 위저부, 위체부, 위전정부, 십이지장과 연결되어 있는 날문(유문부)으로 나뉜다. 분문부는 음식물이 식도에서 위로 넘어가는 통로이고, 위저부는 위로 들어온 음식물이 일시적으로 머무는 곳이다. 위의 중심부를 위체부라 하는데 여기에 세로로 위주름이 있어 음식물이 들어오면 위를 커지게 하고 음식물이 없을 때는 줄어들게 한다. 유문부는 위에서 소화된 음식물이 십이지장으로 넘어가는 통로이다. 들문과 날문에

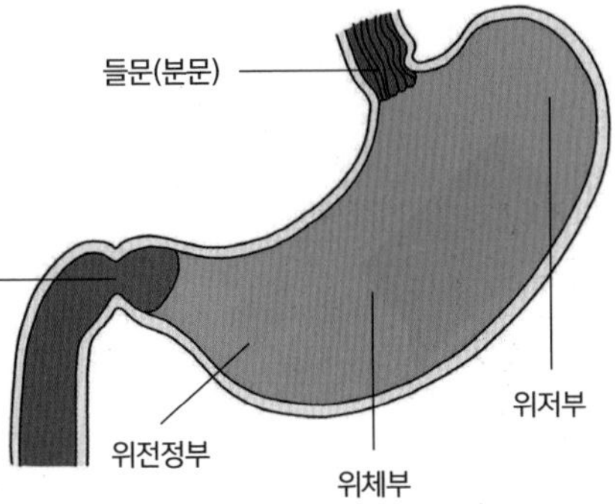

위의 구조

는 모두 괄약근이 있다. 들문의 괄약근은 위로 들어온 음식물이 식도로 역류하는 것을 막고, 날문의 괄약근은 음식물이 십이지장으로 내려가는 것을 조절하며 소장에서 음식물이 위로 역류하는 것을 방지한다.

층층 위벽

위는 소화기관 중에서 가장 두꺼운 장기이다. 이 위의 벽은 크게 점막층, 점막하층, 근육층, 장막하층, 장막층으로 구성되어 있다. 가장 안쪽에 있는 점막층은 위액과 점액을 분비하는 곳으로 위 내시경을 통해 관찰

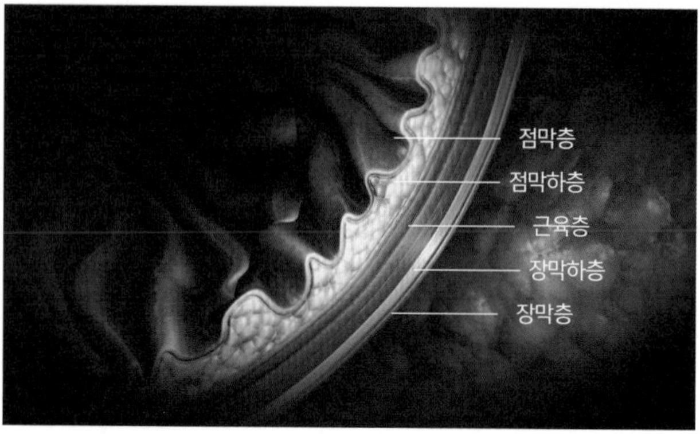

위벽의 구조와 명칭

할 수 있다. 점막하층에는 큰 혈관과 자율신경이 있고, 근육층은 위의 수축과 이완작용을 통해 소화를 도우며 장막하층과 장막층이 위 전체를 감싸 보호하는 역할을 한다. 암의 병기를 판단할 때 암세포가 위벽의 어느 층까지 침범했는지가 중요한 기준이 된다.

위의 안쪽 점막층에는 주름이 많이 잡혀 있는데 이 주름은 음식이 들어오면 위의 표면적을 넓혀서 소화가 이루어지도록 한다. 음식을 먹으면 뇌에서 나오는 미주신경이 위벽을 자극해 늘어날 준비를 하게 한다. 그러면 위벽이 음식물의 양에 따라 늘어나는데 수술 등으로 미주신경이 손상되면 위가 늘어나지 않고,

많은 양의 음식을 보관할 수 없게 된다.

저장, 소화, 살균

위는 크게 3가지 역할을 한다. 첫째는 구강과 식도를 통해 내려온 음식물을 일시적으로 저장하는 역할이다. 위는 우리가 먹는 음식물을 일시적으로 저장했다가 4~6시간에 걸쳐 천천히 소장으로 내려 보낸다. 남녀의 차이가 있지만 보통 성인의 경우 약 1.5~2ℓ의 음식물을 저장할 수 있다. 음식물이 위를 통과하는 시간은 음식 종류에 따라서 다르다. 일반적으로 차가운 것과 부드러운 것은 빠르고, 따뜻한 것과 딱딱한 것, 기름진 것은 느리다. 물과 차 등의 액체는 몇 분 정도, 보통 음식물은 1~2시간이면 통과하지만 기름진 음식은 3~4시간 이상 걸리기도 한다. 이러한 위의 운동은 교감신경과 미주신경에 의해 조절되지만 정신적인 스트레스가 영향을 주기도 한다.

둘째는 위액을 분비하여 음식물을 섞고 소화를 시키는 역할이다. 위벽은 소화 기능을 돕는 위액을 분비하면서 수축운동을 통해 음식물을 죽처럼 만든 뒤 소화시켜 연동운동을 통해 조금씩 십이지장으로 내려 보낸다. 위는 음식물을 소화시키는 역할을 하지만 영양을 흡수하지는 못한다. 정확히 이야기하면 영양 흡수를 돕는 역할을 하고 있는 것이다. 하지만 예외가 있는데 바로 술이다. 술만큼은 위가 직접 흡수한다. 그렇기 때문에 위에 병이 있을 때는 반드시 금주를 해야 한다.

셋째는 음식물에 포함된 세균을 없애는 역할이다. 우리가 아무리 음식을 깨끗하게 조리해서 먹는다 하더라도 여러 종류의 세균을 함께 섭취하는 경우가 많다. 손으로 음식을 먹거나 수저에 세균이 있을 경우에도 음식물과 함께 세균이 위 속으로 들어오게 된다. 유해한 세균이 몸속에 들어오면 병을 유발할 수 있는데 위에서 유해 세균을 차단하는 역할을 함으로써 우리 몸을 건강하게 유지한다. 위액에 포함된 위산이 소화와 관련된 역할뿐 아니라 음식물과 함께 들어온 세균을 막는 살균작용도 하고 있다.

위산과 이중 보호막

위액은 위산, 펩시노젠, 점액 등이 혼합된 형태의 액체로 하루에 1.5ℓ 정도 분비된다. 음식물이 위에 들어가면 위벽이 늘어나면서 가스트린(gastrin)이라는 호르몬이 분비되고, 이 호르몬의 영향으로 위산과 펩시노젠이라는 물질이 분비된다. 펩시노젠은 위산에 의해 펩신이라는 소화효소로 변하여 단백질 소화를 돕는다. 위액은 음식물이 위 안에 있을 때와 없을 때 농도가 다르고 뇌의 지시에 따라 변화된다. 위에 음식물이 있으면 위산이 강하게 분비되는데 이 같은 조절이 원활하게 이루어지지 못하면 위 점막이 자극을 받아 통증을 느끼게 된다.

위산은 pH 농도 1.5~1.6으로 강한 산성을 띠고 있다. 이 정도의 산성이면 쇠못을 녹일 수 있을 정도이고 피부에 닿으면 바로 괴사가 일어난다. 그렇다면 위는 이렇게 강한 산성을 띠는 위산에서 어떻게 안전할 수 있을까? 위벽에서는 위산이 분비되는 것과 동시에 뮤신이라는 점액질과 위산을 중화하는 중탄산염을 분비한다. 즉 뮤신이라는 미끈미끈한 점액질이 위벽을 보호해주고, 중탄산염이 위벽과 점액질 사이에서 분비되어 이중으로 위벽을 감싸는 것이다. 이런 이중 보호막 덕분에 위산이 점액질을 뚫고 위 점막 세포를 손상시키지 못하게 된다.

하지만 이중 보호막이 있어도 위산이 과다하게 분비되거나 위 점막이 약해지면 위산이 위벽을 손상시키게 된다. 우리가 구토를 할 때 가슴이 쓰리고 쓴맛을 느끼는 것은 위산이 같이 올라왔기 때문이다. 위산은 음식물이 위에 들어가는 순간 분비된다. 때로는 음식 냄새만 맡아도 분비되는데 이는 미주신경이 역할을 하고 있기 때문이다. 미주신경은 위벽을 자극해서 위가 늘어나도록 하는 역할뿐 아니라 가스트린 호르몬의 분비를 증가시켜 위산 분비를 자극한다. 카페인이나 술도 위산 분비를 자극한다. 속이 쓰리는 증상이 있거나 위장 질환이 있는 경우는 카페인이 많이 들어 있는 커피나 술은 피하는 것이 좋다.

Chapter 02

위 건강의 경고등 — 위염

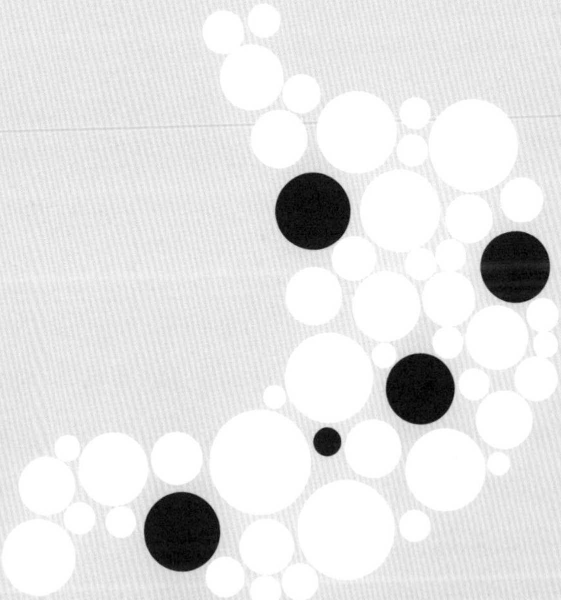

위 내시경 검사에서 가장 많이 나타나는 질환 중 하나는 위염이다. 위염은 위 점막에 생기는 염증을 말한다. 가벼운 속쓰림이나 소화불량 같은 일시적인 불편 증상들이 심해져 질병으로 나타난 것이기 때문에 위 건강에 경고등이 켜진 것이라 할 수 있다.

위염은 위암의 씨앗인가?

2016년 조사에 따르면 위 내시경 검사를 받은 사람 가운데 약 88%가 한 종류 이상의 위염이 있는 것으로 나타났다. 검사를 받지 않은 사람까지 생각한다면 우리나라 성인 10명 중 1명이 위염을 갖고 있는 셈이다. 그래서 위염을 감기처럼 흔한 질병이라 생각하고 방심하기 쉽지만, 방치했다가는 암으로 변해 위를 잘라낼 수도 생명을 위협할 수도 있다. 위염이 있을 경우 건강한 사람에 비해 위암이 생길 확률이 6배에서 최대 10배 이상 높아지기 때문이다. 위염이 위암의 씨앗이라는 이야기를 듣는 이유다.

현재까지 위염의 원인으로 밝혀진 것들은 이미 우리가 상식처럼 알고 있는 내용들이다. 위를 자극하는 짜고 매운 음식을 많이 먹거나, 음주와 흡연을 하고, 정신적 스트레스를 받았거나, 헬리코박터 파일로리균에 감염되었을 때 위염 발생 확률이 높아진다. 만약 이러한 원인이 개선되지 않는다면 급성 혹은 만성 위염으로 발전할 수 있다.

급성 위염은 오염된 음식이나 차갑고 매운 자극

적인 음식을 먹었을 때, 진통제나 감기약 같은 약물이나 과음 등으로 생긴다. 말 그대로 '갑자기, 빠르게' 위염이 생긴 것이다. 위 내시경 검사를 하면 위에 크고 작은 여러 개의 궤양이 발견되고, 소화불량, 복부 불쾌감, 구토, 복통 등이 나타난다. 급성 위염은 약물 치료로 쉽게 좋아지고, 발병 요인을 없애면 예방할 수 있다. 하지만 급성 위염이 반복되면 만성 위염으로 진행된다.

문제는 만성 위염이다. 만성 위염은 위염 상태가 6개월 이상 지속된 경우를 말한다. 만성 위염은 다시 미란성 위염, 표재성 위염, 위축성 위염, 장상피화생으로 나눌 수 있는데 뒤로 갈수록 위염 증상이 심해지는 것이다. 보통 미란성 위염이나 표재성 위염은 암이 될 확률이 낮은 것으로 알려져 있다. 하지만 위 점막이 지속적인 자극을 받으면서 시간이 흐르면, 위벽이 얇아지는 위축성 위염을 거쳐 위 점막세포가 장처럼 변하는 장상피화생, 그리고 위암의 전 단계인 선종으로 발전한다. 위암의 시발점이 위염인 셈이다. 나이가 들수록 위암 발병률이 높아지는 것도 이러한 진행 과정을 거치기 때문이다. 이용찬 교수(연세대학교 의과대학 소화기내과)는 이렇게 이야기한다.

"건강한 위에서 위암이 갑자기 생기는 일은 그렇게 많지 않습니다. 물론 유전학적으로 특이한 집단에서 위암이 젊은 연령에 발생하기도 하는데 사실 위암의 고위험군은 6, 70대이거든요. 이분들이 10대 때부터 위 점막에 염증이 생기기 시작해서 그것이 계속 축적되고 변화가 생기고 악화가 되면 위암이 발생한다고 보고 있습니다."

미란성 위염 — 점막층에 생긴 위염

미란성 위염은 위벽의 점막하층을 넘어가지 않고 점막층에만 생긴 위염을 말한다. 염증으로 인해 위의 첫 번째 점막층이 벗겨진 상태인 것이다. 점막하층까지 파이면 위궤양이라고 부르는데 미란성 위염을 치료하지 않을 경우 출혈이나 위궤양으로 진행될 수 있다.

미란(糜爛)은 한문으로 풀면 '헐고 문드러졌다'는 뜻인데 실제 내시경으로 보면 약간 파인 정도이다. 미란에는 편평하게 파인 편평한 미란과 융기된 부분이 파인 융기형 미란이 있다. 미란성 위염은 증상이 있을

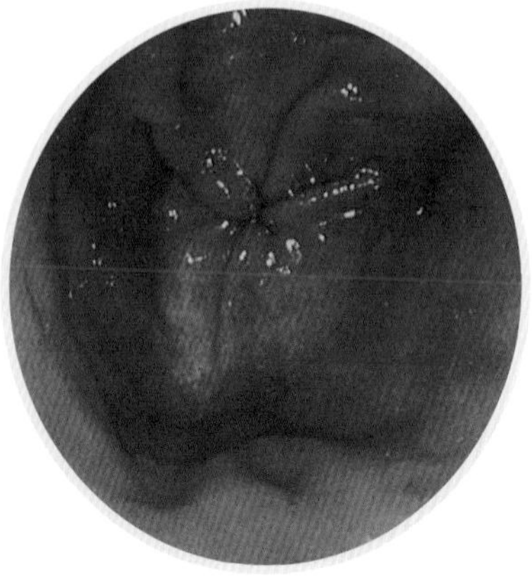

내시경으로 본 미란성 위염
헐어 있는 부분이 보인다

수도 있고 없을 수도 있다. 증상이 있어서 약을 복용하면 편평형 미란 같은 경우는 대부분 좋아지고 융기형 미란은 좋아지는 사람도 있고 계속 그 모양이 남아 있는 사람도 있다. 하지만 일반적으로 미란성 위염은 위암으로 발전하지는 않기 때문에 크게 걱정하지 않아도 된다.

미란이 급성으로 생긴 경우는 2~3일 내에 없어지지만 만성 미란은 잘 회복되지 않는다. 급성 미란은 커피를 마시거나 아스피린과 같은 진통제를 먹었을 때 잘 생긴다. 최근에는 스트레스도 미란 발생의 원인으

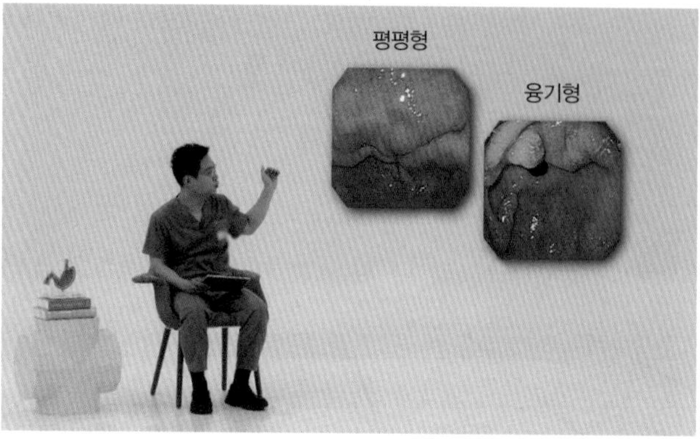

평평형 미란과 융기형 미란

로 알려져 있다. 아무 증상이 없을 수도 있지만 위 점막이 벗겨진 상태이기 때문에 복통이 생기기도 한다.

정영미(55세, 여) 씨: 2년 전에 미란성 위염 진단을 받고 상태를 보기 위해 병원을 찾았다. 그동안 별다른 증상이 없었으나 정기검진 차 온 것인데, 역시 병원에 오니 긴장되는 것은 어쩔 수 없다.

"당시에 위벽이 조금 헐어 있는 정도로 크게 치료할 상황은 아니고 지켜보자고만 하셨어요. 2년에 한 번씩 내시경 검사를 하고 있습니다. 직장 생활을 하다 보니 아침에 공복 상태에서 커피를 마시고 아무래도 업무 스트레스가 있다 보니까 위염이 생긴 것 같아요."

정영미 씨는 내시경 검사 결과 2년 전에 비해 미란의 범위가 넓고 깊어져 있었다. 위 점막 조직을 조금 떼어내 조직검사를 진행했다. 다행히 검사 결과는 큰 이상이 없는 것으로 나타났다. 하지만 미란이 점점 커지고 있기에 이런 경우라면 1년마다 한 번씩 위 내시경 검사를 받는 것이 좋다.

표재성 위염 — 점막에 생긴 붉은 줄

김철호(65세, 남) 씨: 식도염 환자로 술을 마신 다음 날이면 어김없이 복통에 시달렸는데, 최근에 그 증상이 심해져서 병원을 찾았다.

"젊었을 때는 멋모르고 술 먹고 잠들고 과식을 하다 보니 식도염이 생겼어요. 그 이후로 소식을 했는데 술은 완전히 끊지 못하겠더라고요. 술 마신 다음 날이면 속이 쓰리고 더부룩하고 명치끝이 묵직하니 아파서 새벽에 깰 때도 많았어요. 술을 끊으면 좋은데 못 끊다 보니 이런 증상이 반복되었죠."

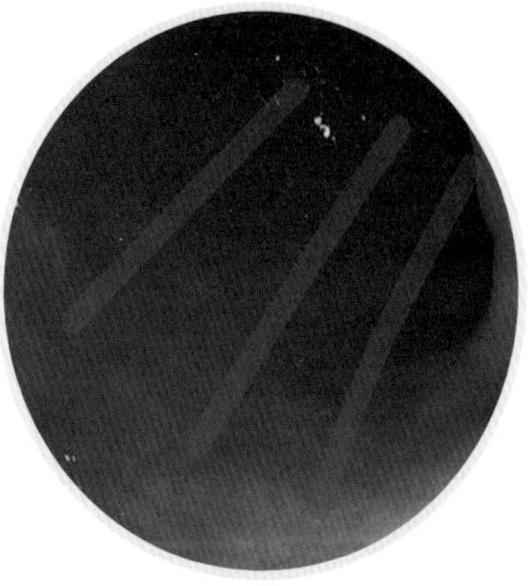

내시경으로 본 표재성 위염
그래픽으로 표시한 것처럼 붉은색 선이 보인다

위 내시경 검사 결과는 표재성 위염이었다. 식도염에 이어 위염이 생긴 것이다. 표재(表在)는 겉표면을 뜻한다. 내시경 검사에서 위 표면에 붉은색 선이 관찰될 경우 표재성 위염이라고 진단한다. 위 점막에 붉은 줄이 생기는 원인은 그 부위에 염증 세포가 많이 있기 때문이다. 표재성 위염은 내시경 검사에서 많이 발견되는 초기 위염으로 크게 걱정할 필요는 없지만 가능한 금주와 금연을 하는 것이 좋다. 표재성 위염은 김철호 씨의 경우처럼 증상이 있을 수도 있고 없을 수도 있다.

표재성 위염이 생겼다는 것은 만성 위염이 시작

되었다는 몸의 신호라 할 수 있다. 만성 위염의 초기 단계로 지금보다 건강한 식습관을 가져야 진행을 막을 수 있다. 만성 위염이 원래대로 돌아가기는 쉽지 않지만 표재성 위염은 관리를 잘하면 좋아지는 경우도 있다. 위 검진을 받은 2만 5,000여 명을 조사한 연구 결과에 따르면, 만성 위염 중 표재성 위염을 가진 환자가 가장 많고 60세 이상 노령층으로 갈수록 위염 발생 비율이 높았다.

위축성 위염 — 점막이 위축되어 얇아진 상태

이수영(55세, 여) 씨: 원래 매운 음식은 입에도 대지 못했는데 직장에 다니며 동료들과 어울려 식사하다 보니 매운 음식을 자주 먹게 되고 그럴 때마다 속이 쓰렸다고 한다. 속이 쓰리는 증상으로 병원을 찾았는데 내시경 검사 결과 위축성 위염을 진단받았다.

만성 위염은 염증 상태가 지속적으로 반복되면 생긴다. 염증은 위 점막부터 시작해 점막 깊숙한 곳까지 파고든다. 점막의 재생 속도가 손상 속도를 따라가지 못하면 위의 점막이 점점 위축되어 얇아지는데 이것이 위축성 위염이다. 위의 분문부에서 시작해 아래쪽으로 내려가면서 위축이 생기거나, 전정부에서부터 위쪽으로 올라가며 위축이 생긴다. 위축성 위염에 걸리면 위산 분비가 줄어든다. 위산은 소화를 돕고 살균작용을 하는데 위축성 위염에 걸리면 위산이 감소되면서 세균이 번식하기 쉬운 환경이 된다. 내시경으로 보면 위벽이 얇아져 창백하게 보이고 밑에 있는 혈관들까지 투명하게 관찰된다.

위축성 위염은 발생 범위에 따라 폐쇄형과 개방형으로 나눈다. 위 점막에서 위축이 일어난 부분과 위축이 일어나지 않은 부분의 경계를 위축경계선이라고 한다. 폐쇄형 위축성 위염은 위축경계선이 위의 일부분에만 있는 것이고, 개방형 위축성 위염은 위 전체로 확장된 것을 말한다. 보통 개방형 위축성 위염에서 위암 발생이 높은 것으로 나타나고 있다.

위축성 위염의 주된 원인은 헬리코박터 파일로리균이다. 이 균에 의해 위축성 위염이 시작되지만 정작 검사를 해보면 균이 나오지 않는 경우가 있다. 그 이유는 위축 정도가 심하면 위산이 거의 분비되지 않는데

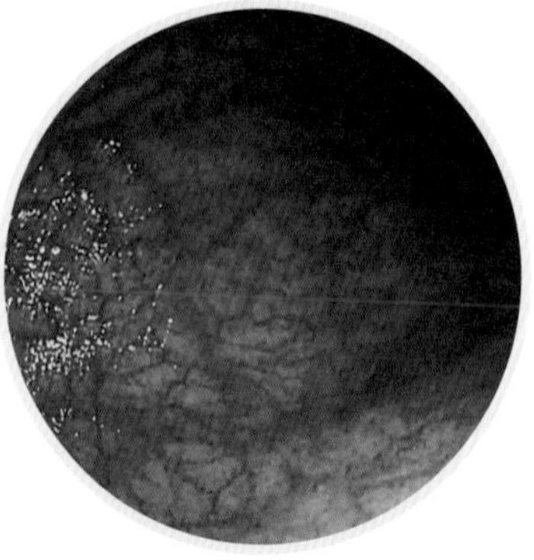

내시경으로 본 위축성 위염
위벽이 얇아져 혈관이 보인다

위산이 분비되지 않는 곳에서는 균이 살 수 없기 때문이다. 위축성 위염은 제균치료를 하면 호전되는 경우가 많다.

위축성 위염으로 위 점막이 점점 얇아지면 점막이 뚫리지는 않을까 하고 걱정하는 환자가 많은데 그렇지는 않다. 위축성 위염의 경우 점막층만 얇아지는 것이고 점막층 밑에 있는 점막하층, 근육층, 장막층에는 문제가 없기 때문에 절대 뚫릴 일은 없다. 점막층 아래에 있는 위산과 소화액, 소화운동을 도와주는 물질을 분비하는 부분에 위축이 오기 때문에 위산 분비 감소와 소화액 감소가 나타나는 것이지 위가 뚫릴 정도로 얇아지는 것은 아니다.

위축성 위염의 경우 소화불량과 속이 쓰리는 증상이 나타나기도 하지만 증상이 없는 경우도 많다. 그래서 위축성 위염으로 진단되었을 때 환자의 불편 증상을 물어보고 불편한 증상이 없으면 약을 처방하지 않는다. 다만, 오래 방치하면 암으로 진행될 가능성이 있기 때문에 더 이상의 악화를 막기 위한 꾸준한 관리가 필요하다.

장상피화생 — 위의 상피가 장의 상피로 변화

위 점막이 얇아졌을 때 잘 관리하지 않으면 위의 점막세포가 점차 사라지면서 장의 상피세포로 변하게 된다. 우리의 위는 강한 산성을 띠는 위산을 분비하기 때문에 위의 상피세포는 이에 맞춰 만들어져 있다. 하지만 만성 위염이 지속되면 위의 상피세포가 감소하고 위산 분비가 줄어든다. 위 상피세포는 위산이 적어진 환경에 적응하기 위해 장 상피처럼 울퉁불퉁하게 변하는데 이를 장상피화생이라고 한다. 보통 위축성 위염과 동반하여 발병한다.

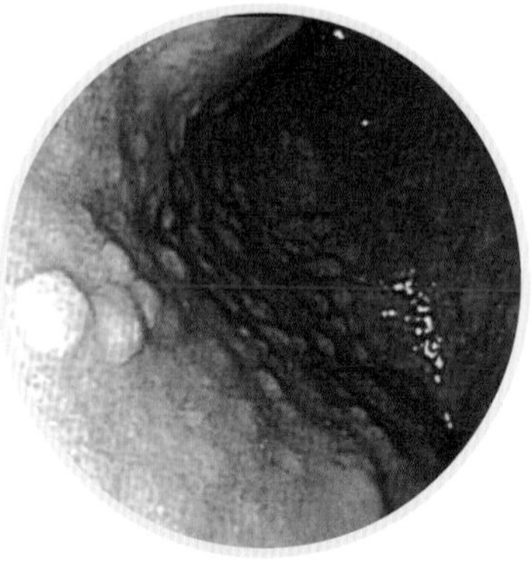

내시경으로 본 장상피화생
위벽이 울퉁불퉁한 모습을 보인다

장상피화생은 3종류로 나눌 수 있다. 1형은 완전형으로 소장형 장상피화생이다. 소장에 나타나는 세포인 미세융모를 가진 흡수성 소장세포, 술잔세포, 파네트세포를 볼 수 있다. 2형과 3형은 불완전형으로 대장형 장상피화생이다. 미세융모도 없고 불규칙하고 다양한 크기의 점액 비말이 분포되어 있다. 장상피화생이 심할수록 3형이 많아지고 위암 발생 위험도 증가한다.

이런 장상피화생의 가장 큰 문제는 장 상피는 위 상피가 아니기 때문에 위산 분비를 할 수 없고 정상적인 위가 하는 역할을 못 한다는 것이다. 그렇게 되면 장상피화생이 위산과 여러 자극 물질 그리고 어떤 발

위축성 위염, 장상피화생이 암이 될 확률

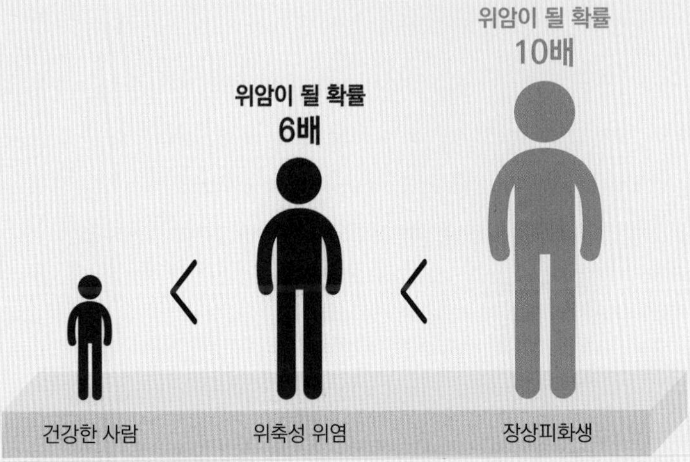

출처: 대한소화기내시경학회

암물질에 의해서 좀 더 약해지고 세포 손상을 지속적으로 입게 되어 암성 변화를 거쳐 결국에는 암이 될 수 있다. 위 점막과 위샘에 나쁜 변화를 가져오는 위축성 위염과 장상피화생이 있는 위는 건강한 위에 비해 위암이 될 확률이 6배에서 10배 정도 높게 나타난다.

김규진(65세, 남) 씨: 장상피화생이 있어 금주와 금연을 실천하며 정기적으로 위 내시경 검사를 하고 있다.

"제 위장이 왜 이렇게 나빠졌는지 잘 모르겠어요. 다만 식습관이라든지 술, 담배를 많이 해서 그런 것이라 추측하고 있습니다. 자기 전에 과식하고 소화도 안 시킨 상태에서 잠들면 자기도 모르는 사이에 위장이 나빠질 수 있잖아요."

내시경 검사 결과 김규진 씨의 장상피화생은 더 좋아지지 않았지만, 관리를 잘한 덕에 더 나빠지지도 않았다. 예전의 건강한 위로 돌아갈 수는 없지만 관리를 잘하면 더 이상의 악화를 막을 수 있다. 위에 생긴 장 상피는 실제 장 상피와 다르게 자극에 약해서 손상도 잘 입고 DNA 변화도 잘 일어나기 때문에 암이 될 확률이 높다. 그렇기 때문에 장상피화생이 심한 환자라면 1년에 한 번은 내시경 검사를 하는 것이 좋다.

한영석(59세, 남) 씨: 7년 전부터 위축성 위염, 장상피화생은 물론 헬리코박터 파일로리균까지 추적 관찰하고 있다. 남들보다 열심히 검사를 하는 데는 그만한 이유가 있다.

"제가 위가 안 좋은 상태에서 술을 많이 먹으니까 하루에 설사를 3~4번씩 하고 상당히 고통스럽더라구요. 아버지 형제 6분 중에 5분이 위암 수술을 하셨어요. 그래서 저도 위가 안 좋은가 싶어서 자주 검사하고 있어요. 신경 써서 암에 걸리지 않고 조금씩 좋아질 수 있도록 최대한 노력하는 게 좋지 않나 싶습니다."

Chapter 03

양성 위궤양과 악성 위궤양

위궤양은 위염만큼이나 흔한 위장질환이다. '궤양'은 우리 장기나 피부 등에 푹 파인 모양을 한 병변을 말한다. 위궤양은 위 점막이 푹 파인 것을 말하는데 위암도 궤양 형태로 보일 수 있다. 정확히 이야기하면 위궤양이 양성인지 악성인지를 따져보아야 하는데 악성 위궤양이 위암이다. 미란과 차이점은 미란은 점막만 손상된 것이고 궤양은 점막하층까지 손상된 것이다. 미란은 상피세포가 재생되면서 쉽게 치료가 되지만 궤양은 세포가 재생되기까지 복잡한 과정을 거쳐야 한다.

위 점막을 파고드는 위궤양

위궤양은 보통 원형이나 타원형, 기다란 선 모양으로 나타난다. 그 원인은 헬리코박터 세균 감염, 소염진통제, 만성질환 등인데, 여러 이유로 인해 약해진 위점막에 위산 공격이 겹치면서 위궤양이 발생한다. 위에는 강한 위산으로부터 위를 보호하기 위한 점액층이 있는데 이 점액층이 약해져서 위산의 공격에 취약해진 것이다. 무증상부터 상복부 통증, 상복부 불쾌감, 식욕부진, 속쓰림, 더부룩함 등 증상이 다양하다. 위궤양이 심해지면 점막을 파고들어 위벽에 구멍이 나기도 하고, 혈관을

위 점막에 발생하는 위궤양

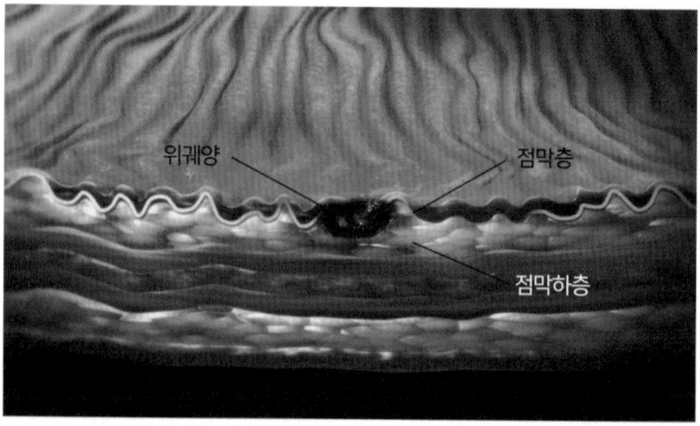

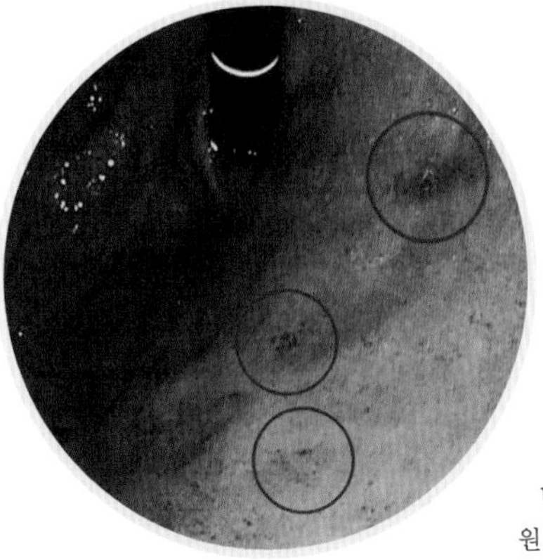

내시경으로 본 위궤양
원 안의 병변이 위궤양이다

건드리면 출혈이 생겨 피를 토하거나 흑변을 보기도 한다.

보통 40~50대 중년층에서 많이 나타나는데 위 점액층을 약하게 하는 원인으로는 흡연과 스트레스, 과다한 진통소염제 복용 등이 알려져 있다. 연구 결과에 따르면 담배를 피우는 사람에게서 위궤양이 많이 발생하는데, 위궤양 환자가 담배를 피우면 약물 치료 효과가 떨어진다고 한다. 흡연이 헬리코박터 파일로리균에 의한 독성을 증가시키고 위 점막을 보호하는 물질인 프로스타글라딘의 생산을 억제하기 때문이다.

비스테로이드 소염제의 남용도 위궤양의 원인이

된다. 이 경우 약물의 진통 효과가 오히려 증세를 감춰서 병의 발견을 막기도 한다. 소염제로 인한 위궤양은 무증상인 경우가 많은데 보통 호전과 악화를 반복하며 만성적으로 진행되는 것이 특징이다. 만약 비스테로이드 소염제로 인해 위궤양이 생겼다면 즉시 약물 복용을 중지해야 한다. 비스테로이드 소염제는 건강보조식품이나 한약, 일반의약품에도 포함되어 있을 수 있는데 이는 소변 검사로 확인할 수 있다. 특별한 원인을 알 수 없을 경우에는 위산의 억제가 궤양 치료와 재발 방지에 가장 중요한 원칙이 된다.

1980년대까지만 해도 위궤양 치료에 수술법이 많이 쓰였지만 20세기 후반부터는 약물 치료로 완치가 가능해졌다. 하지만 위궤양이 심해져 천공이 되고 복막염으로 이어지면 수술을 해야 한다. 또 크게 헐다 보면 큰 혈관이 터져서 갑자기 피를 토하는 경우도 있다. 현재 내시경으로 지혈하는 치료를 하고 있지만 잘 되지 않으면 수술을 해야 한다. 이때는 위 아래쪽 일부를 절제하는 수술을 한다. 암은 아니지만 이런 양성 질환으로 위 수술을 받은 환자는 일반인에 비해서 약 6배 정도 위암 발생률이 높아진다.

조직검사가 필요한 때

위궤양의 대표 증상은 속쓰림으로 특히 공복에 증상이 심하게 나타난다. 위궤양은 증세가 호전되다가 다시 나빠지는 것을 반복하며 수년간 나타나기도 하는데 이는 특별한 치료 없이도 저절로 좋아지는 경우가 있기 때문이다. 위 내시경 검사로도 발견할 수 있는데 이때는 궤양이 양성인지 악성인지 조직검사를 해보아야 한다. 내시경 검사에서 악성 궤양, 즉 암이 의심되었지만 조직검사에서 암세포가 발견되지 않았다면 다시 내시경 검사를 해서 더 많은 수의 검체를 채취하여 조직검사를 진행하게 된다. 그래야 암을 정확히 찾아낼 수 있다. 그럼에도 불구하고 양성과 악성의 구분이 어렵다면 약물 치료를 먼저 해본 후에 추가적인 내시경 검사 및 조직검사를 통해 추적 관찰한다.

조직검사 결과 양성이라면 약물로 쉽게 치료할 수 있다. 위산 분비 억제제를 하루 1~2회 복용하면 된다. 복용 후 수일 내에 위궤양 증상은 사라지는데 완치를 위해서는 6~8주 동안 꾸준히 약을 복용해야 한다. 만약 위궤양 환자에게 헬리코박터 파일로리균이 있다면 제균치료를 통해 균을 제거해야 재발의 위험을 낮출 수 있다.

십이지장궤양과 위궤양의 차이

위궤양 하면 바로 따라 나오는 질병이 십이지장궤양이다. 이 둘을 묶어 소화성 궤양이라 부르는데 십이지장궤양은 말 그대로 십이지장에 궤양이 생긴 것이다. 두 가지 질병은 공통적으로 속쓰림 증상이 나타나 구별이 쉽지 않은데 십이지장궤양은 위궤양에 비해 위산 과다가 원인인 경우가 많고 젊은 층에서의 발병률이 높다. 십이지장궤양 환자는 대부분 헬리코박터 파일로리균에 감염되어 있는데 이 균을 없애면 치료가 쉽고 재발 가능성도 급격하게 줄어든다.

위궤양 환자의 약 70%, 십이지장궤양 환자의 약 90%에서 헬리코박터 파일로리균 감염을 보이고 있다. 따라서 십이지장궤양 치료에는 제균치료가 항궤양제 치료보다 효과적이다. 한 조사에 따르면 제균치료 후 십이지장궤양의 재발률은 6%로, 위궤양의 재발률은 4%로 떨어진 것으로 나타났다.

위염과 궤양의 약물치료

이원효(63세, 남) 씨: 심혈관 질환 때문에 아스피린을 복용해 왔는데, 두 달 전 받은 내시경 검사에서 광범위한 십이지장궤양과 미란성 위염을 발견했다. 트림이 자주 나오고 앞가슴에 손을 대기만 해도 아파서 병원을 찾았다 발견한 것이다. 그 후 꼬박 두 달 동안 치료에 매달렸고 그 결과 넓게 퍼져 있던 궤양이 거짓말처럼 사라졌다. 치료의 비결은 철저한 약물 복용이었다. 매일 약통에 약을 넣어 다니며 하루 세 번, 때에 맞춰 먹었다.

암을 제외한 대부분의 위장질환은 약물 치료를 기본으로 한다. 어떻게 약물 치료만으로 위장질환을 치료할 수 있을까? 박효진 교수(연세대학교 의과대학 소화기내과)는 그 원리를 다음과 같이 설명한다.

"위산은 점막을 공격하는 인자고, 또 위 점막을 보호하는 인자가 있습니다. 공격 인자는 억제하고 보호 인자를 증가시키는 약을 처방해서 치료합니다."

염증과 궤양 치료에 사용되는 위산분비억제제는 위산을 분비하는 위 점막 세포의 활동을 억제해 염증을 자극할 수 있는 과도한 위산의 분비를 줄인다. 한편 위 점막 보호제는 약 성분으로 위 점막을 덮어 위 점막을 재생시키는 한편 위 손상을 막는 작용을 한다.

Chapter 04

위에 생긴 혹 — 위 용종

위 상피에서 위 내부 쪽으로 튀어나온 것을 모두 위 용종이라 부른다. 용종은 보통 대장에서 많이 관찰되는데 위에서 발견되는 경우도 있다. 위 내시경 검사를 받는 사람의 14% 정도에서 위 용종이 발견되는데 대부분 증상이 없다. 위 용종이 발견되면 조직검사를 하고 그 결과에 따라 위 선종, 위저선 용종, 과증식성 용종으로 나눈다. 위축성 위염과 헬리코박터 파일로리균 감염률이 떨어지면서 과증식성 용종은 감소하는 반면, 양성자펌프억제제의 복용이 늘면서 위저선 용종이 많아지고 있다.

위 용종의 종류

과증식성 용종은 위 용종의 많은 부분을 차지하는데 1cm 이하로 크기가 작고 주로 붉은색을 띤다. 작을 때는 타원 형태이다가 커지면서 구슬 형태로 변하는 것이 특징이다. 위에 염증이나 점막 손상이 일어났을 때 상피 재생이 과도하게 이루어지면 과증식성 용종이 된다. 여기에 염증이 생기면 염증성 용종이라고 한다. 과증식성 용종은 헬리코박터 파일로리균 감염과 관련이 있어서 제균치료를 하면 70% 정도에서 크기가 줄어들거나 없어진다. 대부분 증상이 없지만 용종의 크기가 크면 표면 상피가 손상되어 만성적인 출혈로 빈혈이 나타날 수도 있다. 용종의 크기가 2cm 이상이면 악성 위험도가 증가하고, 과식성 용종이 암으로 진행할 수 있기 때문에 떼어내는 것이 좋다.

위저선 용종은 과증식성 용종 다음으로 많이 나타나는 용종인데 위저부나 위체부의 염증이 없는 점막에서 많이 나타난다. 보통 헬리코박터 파일로리균의 감염률이 낮고 양성자펌프억제제 치료가 많은 서구 사회에서 많이 나타난다. 우리나라에서 과증식성 용종이 많은 것과는 다른 현상이다. 위저선 용종은 1년 이상 양성자펌프억제제를 복용한 환자에서 4배 이상 많이 나타나는 것으로 알려져 있다. 따라서 양성자펌프억제제를 중단했을 때 용종이 없어지는 경우도 있다.

위저선 용종의 크기는 대부분 5mm 이하이고 부드럽고 투명하며 타원형의 융기된 형태를 보인다. 매우 드물게 세포의 크기와 형태가 변하는 이형성으로 발전하기도 하지만 점점 크기가 줄어들어 사라지기도 한다. 군데군데 시간을 두고 나타나는 산발성 위저선 용종은 별다른 증상과 이형성이 없다면 추적 관찰은 하지 않아도 된다. 반면 한꺼번에 나타나는 다발성 용종은 이형성을 보이기도 하므로 큰 용종을 떼어내어 조직검사를 한다. 크기가 1cm 이상이거나 궤양이 있을 경우에는 절제를 하기도 한다.

선종은 상피세포에서 이형성이 일어난 경우이다. 이형성은 상피세포의 크기와 형태, 구조가 이상하게 변형되는 것으로 점막 고유층의 침범이 없는 상황을 말한다. 서양에서는 관 모양이나 융모 형태로 융기된 이형성을 선종이라 하고, 동양에서는 모양에 상관없이 이형성을 선종이라 하는데 이는 전문가들의 구분이므로 크게 신경 쓸 필요는 없다. 문제는 선종이 암으로 발전하기 쉽다는 것이다. 크기가 큰 경우, 급속도로 자라는 경우, 다발성인 경우, 표면에 궤양이 있거나 출혈이 되거나 모양이 편평하지 않고 울퉁불퉁한 경우는 암으로 발전하기 쉽기 때문에 반드시 제거해야 한다. 선종은 위벽의 점막 세포가 변성되면서 생긴 종양이다. 암세포를 포함하고 있을 가능성이 5~10% 정도 되는 고위험군 병변이기 때문에 예방적/치료적 목적으로 절제술을 시행하게 되며, 떼어낸 조직은 반드시 조직검사를 해야 한다.

반드시 제거해야 하는 용종 — 위 선종

보통 이형성으로 진단되면 위암에 준하는 치료를 하게 된다. 이는 암의 진행 과정인 동시에 위의 노화 과정이라 할 수 있다. 건강한 위가 여러 자극에 의해 점점 노화되어 표재성 위염, 위축성 위염, 장상피화생이 나타나고, 그다음에 이형성과 선종이 생기게 된다.

선종은 조직의 악성도에 따라 고도의 이형성과 저도의 이형성으로 구분된다. 그중에서 고도의 이형성

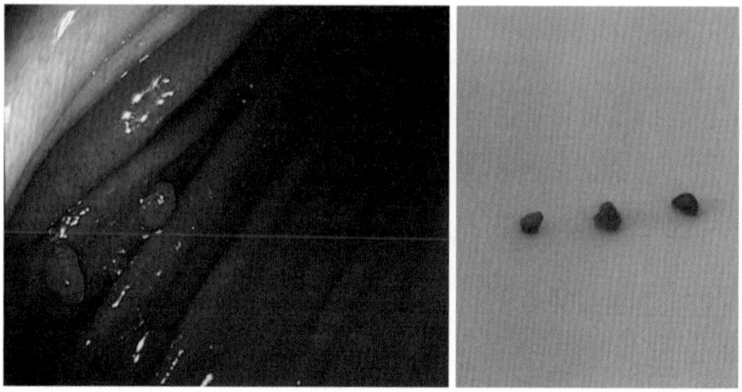

내시경으로 본 위 용종과 시술로 떼어낸 위 용종의 모습

은 수년 내에 암으로 진행될 수 있다. 고도의 이형성은 표면이 불규칙하거나 발적, 출혈 경향이 높고 저도의 이형성은 매끄럽고 균일한 표면을 띤다. 이용찬 교수(연세대학교 의과대학 소화기내과)는 이형성에 대해 자세히 설명해주었다.

"고도의 이형성은 바로 암에 접근하는 상황이고, 저도의 이형성은 정상 쪽에 가까운 이형성입니다. 그러니까 저도의 이형성의 경우에는 실제로 임상에서 아무런 치료를 하지 않고 경과를 관찰했을 때 30% 정도는 없어지기도 합니다. 물론 저도의 이형성 단계가 오래 지속되고 자꾸 자극을 받고 모양이 나빠지게 되면 고도의 이형성으로 변화할 수 있겠죠. 고도의 이형성

중 40~50% 정도는 위암으로 진행합니다. 그게 더 나쁜 거죠. 그래서 고도의 이형성 단계에서는 대부분의 의사들이 내시경 치료를 권합니다."

대장암의 위험 신호 — 위 선종

위 선종은 위암뿐 아니라 대장암의 위험 신호이기도 하다. 위 선종 환자나 위암 환자는 대장에도 용종이 있을 확률이 높다. 대장 용종은 대장암으로 진행하기 바로 전 단계로 거의 대부분의 대장암은 작은 용종에서 시작해 암으로 발전하는 과정을 거친다. 이용찬 교수는 진료 사례를 들어 설명한다.

"대장 내시경 검사를 하는 40대 이상 성인 중에서 거의 20% 이상에서 용종이나 선종이 발견됩니다. 이런 분들을 보면 위에도 선종이나 위암이 있는 경우가 많습니다. 아무래도 같은 위장관이기 때문에 위암과 대장암이 비슷한 위험인자에 노출될 수 있는 가능성이 높은 것으로 생각됩니다. 따라서 대장에서 선종이나 암이 발견되었다면 위에도 그런 선종이나 암이 있을 확률이 높습니다. 이럴 때는 위 내시경과 대장 내시경을 같이 하는 것이 좋습니다."

실제로 위암 수술을 받은 환자를 대상으로 대장 내시경 검사를 실시한 결과 일반인보다 높은 비율로 대장 용종이 발견되었다. 또한 전혀 증상을 느끼지 못했던 대장암을 발견한 경우도 2.6%에 이른다. 이것 역시 일반인은 1% 미만밖에 되지 않는다. 위암이 있는 경우에 대장에도 용종이나 암과 같은 병변이 동반되는 확률이 높다고 할 수 있다.

위 선종의 제거

위 선종의 경우는 대부분 편평하고 납작한 형태로 나타난다. 대장 용종도 편평하게 나타날 수 있지만 위에 있는 것은 특히 더 편평하기 때문에 대장 용종을 제거하는 방법으로 떼어내기는 힘들다. 그래서 위 선종을 제거할 때는 내시경 박리술(내시경 점막하 박리술)을 사용한다. 선종뿐 아니라 조기위암 치료에도 내시경 박리술이 사용된다. 먼저 식도를 통해 내시경을 위로 넣는다. 내시경으로 잘라낼 부위를 표시한 후 특수 용액을 넣어 그 부위를 볼록 부풀어 오르게 한다. 그런 다

위 선종 제거 수술 과정

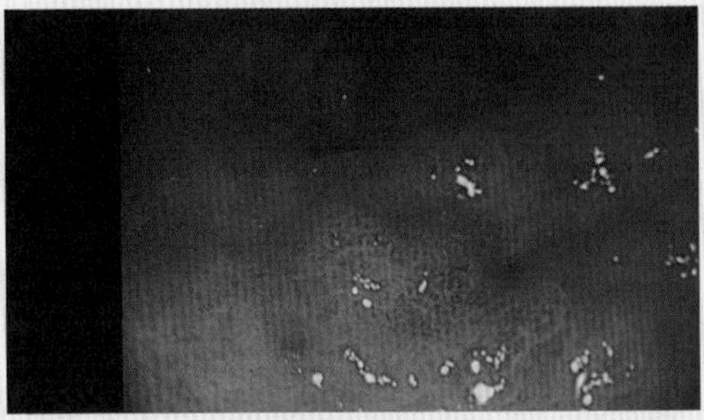

위 선종 내시경 사진

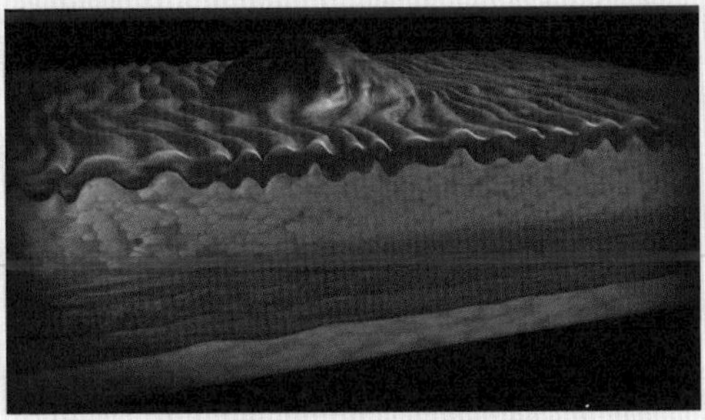

내시경으로 잘라낼 부위를 표시한다

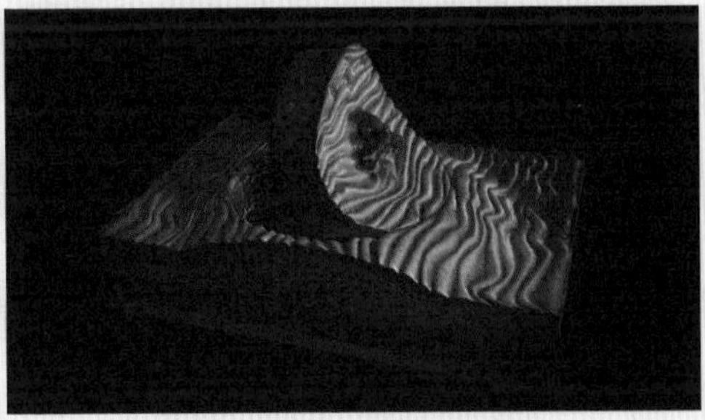

포를 뜨듯 주변 조직을 넓게 떼어낸다

음 포를 뜨듯 주변 조직을 넓게 떼어내는데 이때 출혈과 천공을 피하면서 병변을 정확히 찾아 떼어내는 것이 중요하다. 시술한 자리는 두 달 정도가 지나면 깨끗이 아문다.

위 선종의 제거 후에는 곧바로 귀가하지 않는다. 보통 대장 용종의 경우 시술 후 바로 귀가하지만 위 용종과 선종의 경우는 입원을 권한다. 위에는 위산이 분비되기 때문에 위 용종을 제거한 상처에 자극을 주어 출혈이 있을 수 있기 때문에 위 용종은 대부분 입원을 해서 제거한다.

위장장애와 위암 사이

김성규(71세, 남) 씨: 2009년도 위 내시경 검사에서 표재성 위염 진단을 받았다. 그 이후에 위축성 위염과 장상피화생이 발견되었는데 2021년 검사에서 위 선종이 발견되어 시술을 받게 되었다. 위 점막의 정상 세포들이 사라지면서 장상피화생이 생기고 결국 선종까지 생긴 것이다. 전에도 이미 여러 개의 용종을 떼어낸 적이 있는데 최근 검사에서 암으로 의심되는 병변이 발견되었다.

최철원 씨: 5년 전에 암으로 의심되는 선종을 하나 떼어냈는데 이번에는 다른 곳에 선종이 생겼다. 평소 특별히 불편한 증상이 없었지만 매년 내시경 검사를 하며 추적 관찰을 해온 덕분에 발견할 수 있었다. 이렇게 최철원 씨처럼 전력이 있는 환자는 내시경 검사를 더욱 꼼꼼히 받아야 한다.

김경희(59세, 여) 씨: 평소 건강을 자신했는데 뜻밖에 위에서 용종을 발견했다. 위벽에 자라난 8mm의 작은 혹, 점막에 미세한 변화가 생긴 저도의 이형성 선종이었다. 김경희 씨는 평소에 이상 증상을 느꼈다고 한다. 떡 같은 것을 먹거나 약간 짜게 먹으면 명치 끝이 아팠다고 한다. 그때마다 위장약에 의존해왔다고 한다.

나현숙(69세, 여) 씨: 건강검진에서 우연히 선종을 발견했는데, 역시 평소에 불편 증상이 있었다고 한다.
"애들도 있고 손녀도 보다 보면 스트레스를 많이 받잖아요. 그러면 위가 딱딱해지고 뭉치는 것 같고 그랬어요. 그러다 2~3일 지나면 그게 풀어지곤 했는데 그다음에는 속이 쓰리더라고요."

나현숙 씨는 고도의 이형성이었다. 고도의 이형성이 암일 가능성을 보여주는 세 가지 경우가 있다. 작은 자극에도 출혈이 잘되는 출혈성 경향이 높은 경우, 점막 표면이 그냥 꺼지는 것이 아니라 헐어버리는 궤양이 생기는 경우, 위로 튀어나오지 않고 밑으로 함몰된 경우는 암이 될 가능성이 높다고 본다. 고도의 이형성은 암으로 진행된 경우가 있기 때문에 위암 치료와 동일한 기준에서 치료하게 된다.

내시경 절제술로 고도의 이형성이 된 선종을 떼어내고 조직검사를 했던 나현숙 씨는 검사 결과가 나올 때까지 걱정스러운 마음에 뜬눈으로 밤을 지새웠다고 한다. 나현숙 씨는 검사 결과를 이야기하는 김현기 교수(세브란스병원 병리과 전문의)의 말에 크게 안도의 한숨을 내쉬었다.

"절제한 부분이 깨끗하게 잘 잘렸어요. 시술 전에도 암에 근접한다고 생각했고, 어쩌면 일부 조직에서 암이 나올 수 있다고 예상했습니다. 검사 결과 선종은 선종인데 일부가 암으로 넘어갔어요. 조금 더 늦었으면 시기를 놓쳤을 수도 있습니다. 위에 나쁜 게 생겼고 앞으로 재발 우려가 있으니 1년에 한 번씩은 검사하셔야 합니다."

나현숙 씨는 조금만 늦게 건강검진을 했으면 위암의 병기가 깊어져 위를 잘라내거나 항암방사선 치료에 매달려야 했을지도 모른다. 그만큼 위장장애와 위암 사이, 그 경계에 선 환자들에게 조기검진은 무엇보다 중요한 것이다.

Chapter 05

식도 질환과 위 건강

식도는 위와 연결되어 있는 장기이다. 입에서 위까지 음식물이 이동하는 통로로 이곳에 문제가 생기면 음식물 섭취와 소화에 문제가 생기게 된다. 식도의 질환은 위와 밀접한 연관이 있기 때문에 보통 위 질환과 함께 다룬다.

역류성 식도염

위에만 있어야 할 위산이 역류하여 식도 점막을 자극하거나 염증을 일으키는 질환을 역류성 식도염이라고 한다. 위산이 식도로 역류할 때의 자극으로 가슴이 쓰리고 일부 환자는 심장이 타는 것 같다는 호소를 하기도 한다. 가슴 통증과 함께 신물이 올라올 때도 있고 역류가 심하면 위산이 기관지까지 자극해서 만성 기관지염이나 만성 인후염을 발생시키는 경우도 있다.

위와 식도가 연결되는 부분에는 위산이 섞인 음식이 역류하는 것을 방지하는 역할을 하는 하부 식도 괄약근이 있다. 항문에 있는 괄약근이 필요할 때만 열려서 대변을 밖으로 배출하는 것처럼, 하부 식도 괄약근은 음식물을 위장으로 내려보낼 때는 열리고, 그 이후에는 닫혀 있어서 음식물이 다시 식도로 올라오지 못하게 한다. 하지만 하부 식도 괄약근에 문제가 생겨서 제 역할을 하지 못하게 되면 역류성 식도염이 생긴다. 식도 점막에는 위산을 막아주는 점액질이 없기 때문에 위산이 역류하면 상처를 입기 쉽다.

괄약근 기능이 약해지는 이유 중 하나는 과식이

다. 음식물을 잘게 씹지 않고 삼키거나 과다한 양을 먹게 되면 위가 커져서 복압이 증가하게 된다. 과식이 반복되면 괄약근 기능이 약해져 음식물이 역류하게 되는 것이다. 또한 식사 후 바로 눕게 되면 증상이 심해진다. 역류가 오랫동안 반복되면 식도 점막이 위 점막처럼 변하는데, 이를 바렛(Barrett) 식도라 부른다. 이것을 처음 발견한 의사의 이름을 딴 것이다. 바렛 식도는 식도선암의 원인이 된다.

역류성 식도염은 우리가 새롭게 주목해야 할 위장질환이다. 과거에는 서양 사람들의 질환이라 여겨졌는데 최근 국내에서도 급격히 늘고 있기 때문이다. 조주영 교수(순천향병원 소화기내과)는 그 이유를 이렇게 이야기한다.

"역류성 식도염의 큰 원인 중 하나가 비만입니다. 비만을 초래하는 음식물은 지방이 많은 음식, 칼로리가 높은 음식이죠. 내장에 지방이 많이 쌓이니까 복부 압력이 높아지고, 그 영향으로 흉부나 식도 쪽의 압력도 높아집니다. 그러다 보면 가뜩이나 괄약근이 약하신 분들이 역류가 많이 돼서 증상이 더 심해지는 것입니다."

역류성 식도염 환자의 증가 추이

단위: 천 명

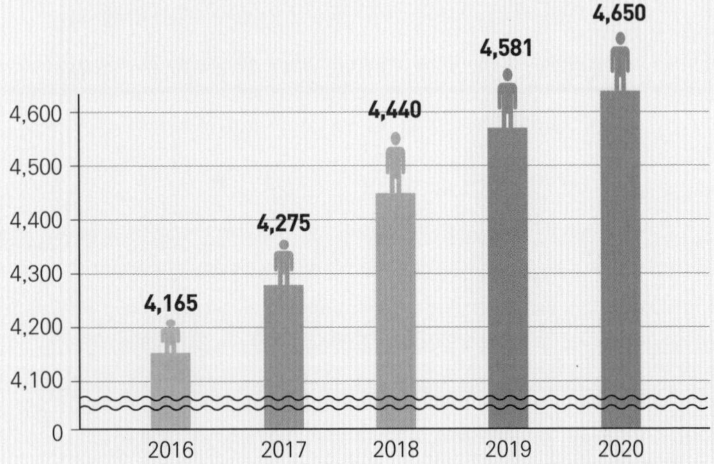

출처:국민건강보험공단(2021년)

역류성 식도염을 정확히 진단하기 위해서는 내시경 검사 이외에 24시간 식도산도 검사를 실시한다. 코를 통해 산도 측정관을 식도 괄약근까지 넣어 고정시킨 뒤 위산 역류 정도를 24시간 동안 관찰하는 방법이다. 또 하나의 진단 방법은 식도 내압 검사다. 식도 괄약근이 제대로 움직이는지 살펴보는 검사다.

백현석(34세, 남) 씨: 회사 업무로 제때 식사를 챙기지 못하면서 역류성 식도염이 심해졌고, 식도에 용종까지 생겼다.

"처음 용종에 대해 이야기를 듣고 의사 선생님이 큰 병원에 가보라고 했을 때 정말 긴장했죠. 평소 맵고, 짜고, 뜨거운 음식을 좋아했는데 그런 식습관 때문에 병이 생긴 것이라 후회가 됐습니다."

백현석 씨는 식도에 생긴 용종을 제거하기 위해 내시경 시술을 받기로 했다. 내시경 검사 결과 식도와 위 접합 부위의 경계가 불규칙하게 식도 쪽으로 올라와 있고 염증의 흔적이 선명하게 보였다. 위산이 반복적으로 역류되면서 바렛 식도가 된 것이다.

식도이완불능증

역류성 식도염이 식도 괄약근이 넓어져서 생기는 질병이라면 식도이완불능증은 괄약근이 좁아져서 생기는 질병이다. 누군가는 과식으로 병이 생기지만, 누군가는 음식을 넘기지 못해 병이 생긴다. 위 내시경 검사를 해보면 내시경 주위의 공간이 별로 없고 식도 괄약근이 내시경을 꽉 잡고 있는 것을 볼 수 있다. 식도이완불능증도 오랫동안 증상이 이어지면 식도암으로 발전하는데 아직까지 병의 원인은 밝혀지지 않았다.

정숙자(53세, 여): 식도 괄약근이 좁아져 음식을 넘기지 못하는 고통을 호소하며 병원을 찾았다. 음식물을 삼키지 못해 토하는가 하면, 고인 음식물로 인해 식도 부위에 염증까지 생겼다.

"음식을 먹으면 내려가지 않고 얹혀 있는 느낌이 들어요. 물도 안 내려갈 때가 있어요. 물도 체하더라고요. 제가 병원을 찾았을 때는 겨우 철사가 들어갈 정도의 구멍만 있고 다 막혔다고 하더라고요."

정숙자 씨를 담당한 조주영 교수는 내시경을 통

식도이완불능증 시술 장면

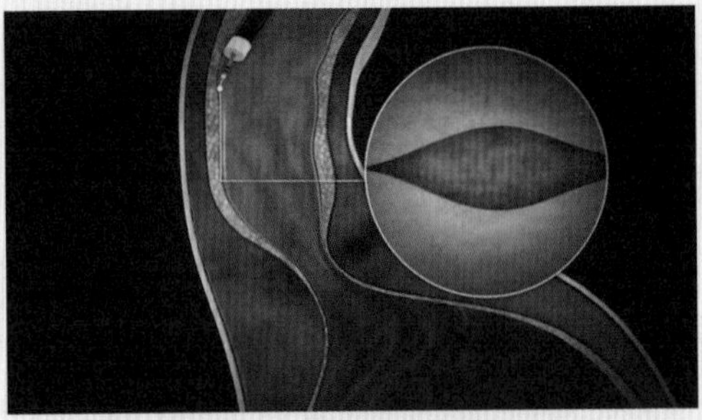

내시경을 이용해 식도 점막층에 작은 구멍을 내고
근육층까지 접근할 터널을 만든다

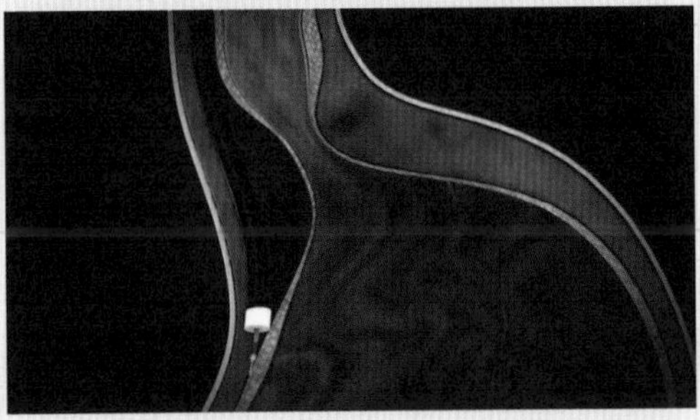

식도 근육층에 도달해 가로 근육을 절개한다

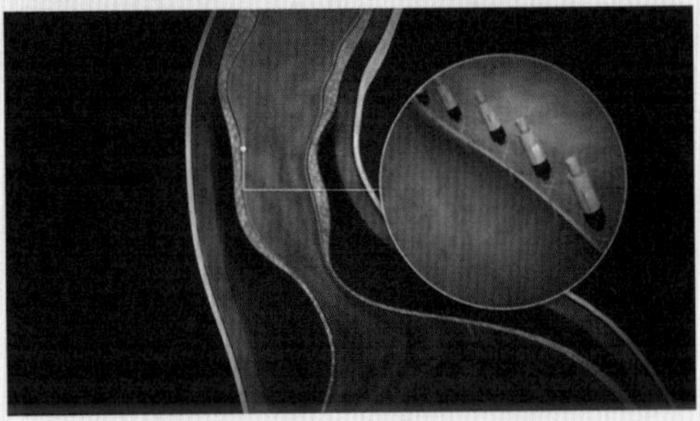

터널 입구의 점막 결손을 클립으로 막는다

해 좁아진 식도의 괄약근을 넓히는 수술에 도전했다. 그동안에는 효과적인 치료 방법이 없었지만 최근 내시경 수술의 개발로 먹는 행복을 찾을 수 있게 되었다. 쉽게 이야기해서 내시경을 이용하여 괄약근을 찢어주는 것이다. 먼저 내시경을 이용해 식도 점막층에 작은 구멍을 내고 근육층까지 접근할 터널을 만든다. 식도 근육층에 도달해 가로 근육을 절개하고 터널 입구의 점막 결손을 클립으로 막으면 좁아진 근육들이 넓어져서 음식물을 삼킬 수 있게 된다. 식도 주변에는 심장과 기관지, 흉부대동맥 같은 중요한 혈관이 분포되어 있어 자칫 방심하면 큰 사고로 이어질 수 있다. 예전에는 풍선을 넣어 확장해주거나 외과 수술로 괄약근을 넓혔는데 그에 비해 재발이 적고 회복이 빠른 내시경 수술은 획기적인 치료법이라 할 수 있다.

Chapter 06

지독하고 독한 놈
— 헬리코박터 파일로리균

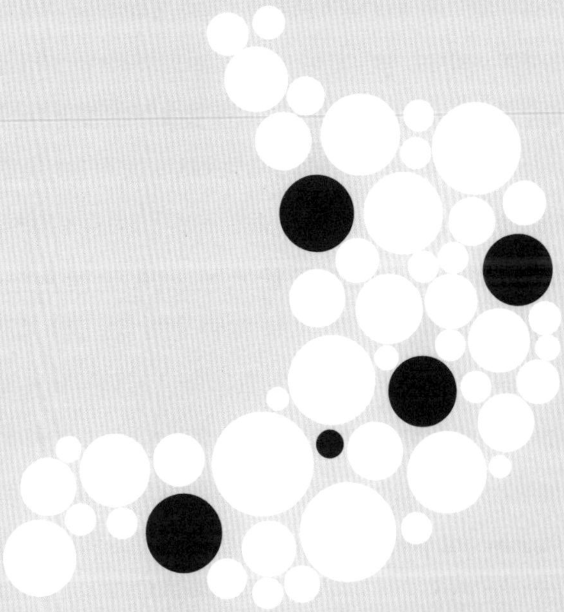

위염은 우리 위 속에 알게 모르게 침입한 헬리코박터 파일로리균에 의해서도 생긴다. 이 균은 세계보건기구(WHO)가 1급 발암 물질로 규정하고 있다. 우리나라 40대 이상 성인의 60% 이상이 이 균에 감염되어 있다고 보고되어 있다. 이 균이 발견되기 전까지만 해도 사람의 위 속은 위산이 분비되기 때문에 세균이 살 수 없다는 것이 정설이었다. 그런데 1983년 호주의 마셜과 워런 박사가 위염 환자의 위벽에 붙어 있는 균의 배양에 성공하면서 알려지게 되었다. 헬리코박터 파일로리균의 발견으로 위염과 위궤양, 위암의 원인을 찾고 치료를 하는 데 큰 성과를 거둘 수 있게 된 것이다. 더군다나 마셜과 워런 박사는 이 균을 직접 먹어서 위염이 생긴다는 것을 증명하는 열정을 보이기도 했다.

위산 속에 살아남은 유일한 균

헬리코박터 파일로리균은 고배율 현미경으로 관찰할 수 있을 정도로 작고 실타래 모양을 하고 있다. 위벽은 끈끈한 점액층으로 덮여 있어 웬만한 세균은 이를 뚫고 들어갈 수 없지만 이 균은 표면에 있는 5~6개의 편모를 사용해서 점액층을 뚫고 들어간다. 위 내강과 달리 위 점막 표면은 점액층으로 싸여 있어 산성도가 낮아서 균이 살 수 있는 환경이 된다. 이 균은 위 점막에서만 활동할 뿐 점막을 뚫고 위벽으로 들어가지는 않는다.

헬리코박터 파일로리균이 강한 위산을 피해 점액

헬리코박터 파일로리균의 모습

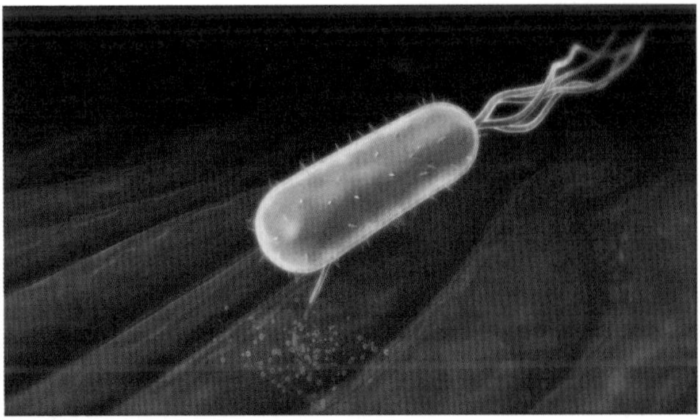

층을 뚫고 들어갈 수 있는 이유는 위산에 대한 방어층을 형성할 수 있는 요소분해 효소를 분비하기 때문이다. 이 균의 요소분해 효소 생산 능력은 다른 균에 비해 100배 이상 높은 것으로 알려져 있다. 이 균은 균 속으로 들어오는 위산을 퍼내고 움직이는 과정에서 에너지를 만들며 생존하게 된다. 문제는 독소와 여러 가지 효소를 분비하여 위 점막을 손상시키고 염증을 만든다는 것이다. 특히 빨대를 꽂듯 세포에 침입해 서서히 위 전체를 손상시키기 때문에 위염과 위암의 주요 원인으로 꼽힌다.

전한호 교수(일산병원 소화기내과)는 이 균을 '지독한 균'이라 부른다.

"헬리코박터 파일로리균은 만성 위염을 일으키고, 위축성 위염에서 장상피화생, 장상피화생에서 암을 유발할 수 있는 균입니다. 일반적으로 세균은 위 안에 들어오면 강한 산에 의해 죽는데 헬리코박터 파일로리균은 위산을 중성화시켜서 강한 위산에서 죽지 않고 살 수 있는 지독한 균입니다. 한번 감염되면 자연적으로 치유되는 경우가 없기 때문에 반드시 제균치료를 해야 합니다."

이 균의 전파 경로는 아직 정확히 밝혀지지 않았지만 분변에서 입으로 또는 입에서 입으로 전파될 가능성이 매우 높다. 그래서 가족 내에 한 명이 감염되었을 경우 배우자나 자녀가 감염될 수 있다. 함께 식사를 하거나 대화를 할 때 균이 음식물이나 침을 통해 전파될 수 있기 때문이다. 또 다른 감염 경로로 의심되는 행동은 여러 사람이 술잔을 돌려 마시는 습관이다. 위액이 역류하면서 타액을 통해 균을 전염시키는데 술잔을 돌려 마시거나, 찌개 등을 함께 먹는 습관은 감염률을 높이는 데 기여한다.

보통 헬리코박터 파일로리균은 유아기 때 감염률이 가장 높은 것으로 알려져 있다. 아이들이 유치원 등에서 집단생활을 시작하면서 감염되는 것이다. 더군다나 아이가 이 균에 감염되어 약간의 복통을 호소하면서 설사를 할 경우 단순 장염으로 여기고 넘어가는 경우가 많아 발견이 어렵다. 이 균은 위에서 2주 정도 지나면 더 이상 증상이 없기 때문에 그렇게 만성 위염인 상태로 살다가 20년, 30년 후에 발견된다. 유아기 때 감염된 경우라면 생애 첫 위 내시경 검사에서 위축성 위염이나 장상피화생이 나타날 수 있다.

이 균은 한번 위 속에 들어오면 저절로 없어지지 않고 수십 년 혹은 평생 위에서 살아간다. 대부분 만성 위염 상태로 별다른 증상 없이 살다가 위궤양이나 위염, 위암이 발병하면서 그 존재를 확인하게 되는 경우가 많다. 이 균의 감염률은 나라마다 다른데 그 나라의 경제력과 연관이 있는 것으로 보고되고 있다. 즉 경제력이 높은 나라일수록 감염률이 낮고, 경제력이 낮은 나라일수록 감염률이 높다. 또한 위생 상태와도 연관이 있는데 우리나라의 경우도 위생 상태가 좋아지면서 감염률이 낮아지고 있다.

제균치료가 필요한 감염자

헬리코박터 파일로리균이 위 질환의 주요 원인이라는 데는 이견이 없지만 이 균에 감염되었다고 해서 반드시 위 질환이 생기는 것은 아니다. 이 균에 감염되고도 어떤 사람은 평생 아무 증상 없이 건강하게 사는 경우도 있기 때문에 헬리코박터 파일로리균이 있다고 해서 모두 제균치료를 할 필요는 없다.

우리나라 성인의 60%가 이 균에 감염된 것으로

알려져 있는데 감염자 모두 제균치료를 해야 한다면 막대한 금액의 의료비가 발생하게 된다. 또 아무 증상이 없는데 제균치료를 하는 것은 의료 인력과 시간을 낭비하는 것이 될 수 있다. 제균치료를 해도 100% 균을 제거할 수 없고, 제균치료에는 강한 항생제를 사용하기 때문에 항생제 내성이 생길 우려도 있다. 이 균에 감염된 지 오래된 경우에는 제균치료의 효과가 크지 않다는 것도 문제다.

2013년 국내의 헬리코박터 파일로리 연구회에서는 이 균의 치료 가이드라인을 제시하였다. 가이드라인에 따르면 소화성 궤양 환자, 변연부 B세포 림프종 환자, 조기위암 환자에게서 균이 발견된 경우 제균치료를 강력히 권하고 있다. 위궤양과 십이지장궤양 환자에게 이 균이 발견되었을 경우 제균치료를 하면 궤양이 치료되고 재발률도 낮아진다. 게다가 위궤양은 위암으로 발전할 수 있고, 이 균이 위궤양의 주범이므로 반드시 없애야 한다.

변연부 B세포 림프종은 림프절의 가장자리(변연부)에서 발생하는 림프종으로 헬리코박터 파일로리균과 연관성이 큰 것으로 알려져 있다. 그렇기 때문에 이 환자에게서 균이 발견되면 제균치료를 해야 하고 조기위암의 경우도 재발 방지를 위해 제균치료를 해야 한다.

요소호기 검사와 내시경 검사

헬리코박터 파일로리균은 간단한 검사를 통해 감염 여부를 알 수 있다. 숨을 불어넣으며 하는 요소호기 검사인데 4시간 동안 금식한 후 요소 알약을 먹고 5분 동안 주머니에 숨을 불어넣으면 된다. 헬리코박터 파일로리균이 요소를 암모니아와 이산화탄소로 분해하는 성질을 이용한 검사 방법이다. 요소 알약을 먹고 주머니에 숨을 불어넣으면 주머니 안에 들어가 있는 이산화탄소 농도에 따라 변화가 일어나는데 그것을 기계에 넣어 측정한다. 그 결과 0에서 2까지 수치가 나오는데 0이면 감염이 없는 상태이고, 2는 감염 상태이다.

균을 검사하는 두 번째 방법은 내시경으로 점막을 채취해서 알아보는 CLO 기법이다. 채취한 점막 조직을 키트에 담아서 보면 균이 있을 경우 붉은색으로 표시된다. 위 질환이 있을 경우 헬리코박터 파일로리균에 감염된 사람은 그렇지 않은 사람에 비해 위암 위험도가 2~3배 높기 때문에 반드시 균을 없애는 제균치료를 해야 한다.

암으로 의심되는 위 선종을 제거한 후에도 제균치료를 해야 하는데 선종을 제거하고 남아 있는 부분에는 여전히 위축성 위염과 장상피화생이 있기 때문이다. 만성 위염의 시발점인 헬리코박터 파일로리균을 제거하지 않으면 계속 증상이 악화되기 때문에 제균치료가 꼭 필요하다.

제균치료에는 항생제와 강력한 위산분비억제제가 사용되는데 1, 2주 동안 복용하면 균이 점차 사라지게 된다. 항생제는 말 그대로 헬리코박터 파일로리균을 죽이는 것이고 위산분비억제제는 항생제를 좀 더 안정화시켜서 흡수되는 효율을 높이는 효과를 발휘한다. 하지만 모두가 첫 번째 제균치료에서 성공하는 것은 아니다. 항생제의 내성 때문에 1차 치료의 성공률은 70% 정도이고 1차 치료에서 실패하면, 2차 또는 3차 치료로 이어지기도 한다. 제균치료에 실패하는 이유에 대해 정훈용 교수(아산병원 소화기내과)는 다음과 같이 이야기했다.

"가장 중요한 이유가 항생제 내성 문제이고, 약을

복용할 때 음주나 흡연을 같이 하는 경우 제균율이 떨어지는 것으로 보고되어 있습니다. 약을 시간 맞춰서 잘 복용하지 못하거나 혹은 중간에 빼먹는 경우 제균치료 성공률이 낮아집니다. 한두 마리 남아 있는 균이 시간이 지나 자라게 되면 또 많아지거든요. 처방 기간, 처방 용량을 정확히 지키고 치료 후에는 제균이 확실히 되었는지 확인하는 것이 필요합니다."

현재 위염이 위암으로 진행하는 과정을 막아줄 방법은 많지 않다. 그중에서 제일 관심을 두고 있는 것이 헬리코박터 파일로리균 제균치료다. 일본에서는 모든 위축성 위염 환자에게 제균치료를 하는 것을 국가적으로 시행하고 있다. 문제는 위가 너무 노화되어 있으면 제균치료를 해도 건강한 위로 돌아가지는 않는다는 것이다. 하지만 최근 논문에서는 장상피화생으로 진행을 했어도 제균치료를 하면 위가 다시 건강해질 수 있다는 내용이 많이 보고되고 있다.

제균치료의 부작용을 감수해야 하는 이유

"엄청 써요. 말도 못하게 써요. 음식도 다 써요. 그거

먹으면."(남소희, 여)

"처음 2, 3일은 괜찮았는데 3일째 지나면서부터는 장에 무리가 오는 거예요. 대변도 검정색으로 나오고 설사도 나오고 밥 먹는 게 힘들어요."(서지석, 남)

제균치료는 '제균치료하다 사람 잡는다'는 말이 있을 정도로 부작용이 심하다. 그 이유는 항생제가 고용량으로 들어가 있기 때문이다. 대표적인 부작용은 소화불량, 헛트림, 구역감이다. 그다음으로는 미각 이상이다. 약간 쓴맛이 나기도 하고 금속 맛이 난다는 것이다. 설사를 하거나 피부 가려움, 두드러기 등을 호소하기도 한다. 전한호 교수는 이런 부작용에도 제균치료는 반드시 해야 한다고 강조한다.

"제균치료 환자 중 5% 정도에서 이런 심한 부작용이 나타납니다. 설사를 하루 10회 이상 한다거나 피부 발진이 너무 심하면 약을 끊고 의사와 상의해야 합니다. 그렇지 않을 경우에는 위암 발생률을 낮춘다는 측면에서 얻는 것이 크기 때문에 제균치료를 해야 합니다. 만약 환자분이 3년, 5년 정도 산다면 제균치료를 할 필요가 없는데 10년, 20년, 30년 사실 거면 제균치료를 해야 합니다. 특히 위축성 위염이 있으면 적극적으로 제균치료를 하고 장상피화생이 있어도 더 나빠지는 것을 막기 위해 제균치료를 반드시 해야 합니다."

하지만 제균치료를 한다고 해서 앞으로 선종이 안 생기고, 위암에도 걸리지 않는다고 장담할 수는 없다. 위암은 헬리코박터 파일로리균뿐 아니라 음식을 짜게 먹는다거나 탄 음식을 먹는다거나 술, 담배 등 여러 요인이 복합적으로 작용하여 생기기 때문이다. 따라서 제균치료로 완치가 되었다고 하더라도 가능한 금주, 금연을 하고 생활 습관을 건강하게 유지하면서 정기적으로 검사를 받아야 한다. 제균치료는 위암 발생률을 낮춰줄 뿐이다. 제균치료 후에는 꼭 손을 씻고 식사를 하고 가능한 음식을 덜어서 먹는 것이 좋지만 이렇게 하더라도 3% 정도에서 재감염이 일어날 수 있다.

제균치료로 완치되는 유일한 암 — 위 림프종

우리의 위는 총 5개의 층으로 이루어져 있다. 그중 고유의 면역체계로 다양한 균으로부터 위를 보호하는 곳이 바로 점막층과 점막하층에 있는 림프조직이다. 위 점막이 헬리코박터 파일로리균에 감염되면 림프조직이 면역반응을 일으켜 증식하게 되는데 이때 다양한 위염 증상이 나타나고 비정상 림프조직이 증식하여 위 림프종이 생기게 된다. 위 림프종은 위벽을 얼마만큼 침윤했느냐에 따라 희비가 엇갈린다. 암이지만 초기일 경우 제균치료만으로도 85% 이상 완치를 기대할 수 있기 때문이다. 사람 몸에 생기는 암 중에서 제균치료로 완치되는 병은 위 림프종이 유일하다.

위 림프종은 증상이 없어서 위 내시경 검사를 하다가 우연히 발견되는 경우가 많다. 내시경 검사에서도 위 용종이나 불규칙하게 파인 궤양 형태가 보이는 것이 아니라 가벼운 위염이나 궤양의 모습을 보이기 때문에 대부분 위염으로 진단을 내리게 된다. 이 병은 조직검사를 통해서만 알 수 있는데 림프종으로 진단되면 먼저 헬리코박터 파일로리균에 감염되었는지 확인을 한다. 그리고 초음파 내시경을 통해 림프종의 침윤 범위가 점막층이나 점막하층에만 있는지 알아낸다. 그다음 컴퓨터 단층촬영으로 위 주변 림프선에 전이가 되었는지 확인한 후 전이가 없을 경우 제균치료를 한다.

소화제는 도움이 될까?

소화가 잘 안 되고 더부룩함을 느끼면 사람들은 소화제를 찾게 된다. 처방전 없이 동네 약국에서 쉽게 살 수 있기 때문에 그만큼 자주 복용하게 되는 것이다. 우리나라 사람들이 소화제를 찾는 빈도와 지출 비용은 전 세계에서 상위권에 속한다고 한다. 소화제를 마치 가정 상비약처럼 여기는 듯하다.

문제는 소화제를 남용하면 위의 고유한 소화 기능이 떨어질 수 있다는 것이다. 소화제는 소화효소가 포함된 약으로 자주 복용하면 우리 몸은 소화효소를 만들어낼 필요를 느끼지 못하게 된다. 그러면 더 이상 소화효소를 만들지 않게 되고, 소화를 위한 위 운동 역시 줄어들게 된다. 결국 소화제 없이는 음식을 소화시킬 수 없는 상황이 되어 위가 제 기능을 하지 못하게 된다.

소화제는 일시적으로 나타난 증상만 가라앉힐 뿐이다. 소화불량을 근본적으로 고치지는 못한다. 소화제에 의존하기보다는 병원 진료를 통해 정확한 원인을 알아내고 치료하는 것이 중요하다.

PART Ⅱ

위 질환의 예방과 발견

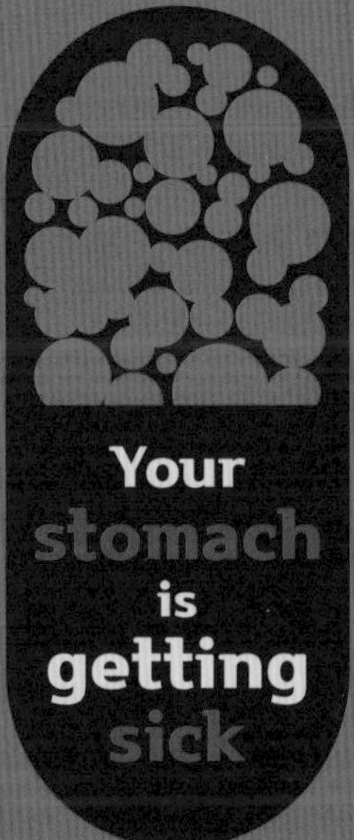

Chapter 07

위 질환 예방의 첫걸음
— 위 내시경 검사

현재까지 위 질환을 알아내는 가장 좋은 방법은 내시경 검사다. 내시경(內視鏡)은 말 그대로 '안을 볼 수 있는 거울'로, 미세 카메라를 목이나 항문 등을 통해 몸속으로 삽입한 후, 소화기관의 건강 상태를 확인할 수 있도록 만든 의료 장비다. 위 내시경은 카메라가 달린 긴 관을 식도를 통해 위로 넣어서 위 내부를 꼼꼼히 살펴볼 수 있는 기구다. 관 끝에 사물을 확대해서 보여주는 광학 렌즈 카메라와 내부를 환하게 비추는 램프가 달려 있어서 위와 관련된 대부분의 질환을 찾아낼 수 있다.

위 내시경으로 위뿐 아니라 식도와 십이지장의 질환도 찾아낼 수 있다. 반면 위 내시경의 해상도는 아주 뛰어나서 매우 작은 병변도 찾아낼 수 있지만 위 점막만 관찰할 수 있다. 따라서 위벽 상태를 알기 위해서는 초음파 검사나 CT 검사를 해야 한다.

위 내시경 기구에는 조직검사 등을 위한 철사가 들어가는 구멍이 따로 있어 검사 중에 이상을 발견하면 바로 조직을 떼어내어 검사할 수 있다. 검사와 동시에 치료를 할 수 있는 것도 위 내시경의 장점이다. 또한 간단한 병변의 경우 치료도 가능하다. 검사에서 위용종이 발견되었을 경우 떼어낼 수도 있고, 약물을 직접 위 안으로 넣어 치료할 수도 있다. 또한 위에 이물질이 있으면 고리가 달린 내시경을 이용해 밖으로 꺼낼 수도 있다. 조기위암의 경우는 내시경을 이용하여 말끔히 도려내기도 한다.

검사 전후 처치와 수면 내시경

위 내시경 검사를 받기 위해서는 검사 전날 밤부터 금식을 하고 검사 직전에 위 안에 있는 기포와 점액을 제거하는 약물을 복용한다. 수면 내시경이 아닐 경우에는 국소 마취제를 5분 동안 입에 머금고 있어야 하는데 이는 내시경이 목으로 넘어가는 동안 구역질과 같은 불편한 느낌을 줄이기 위한 것이다. 이런 느낌이 싫다면 수면 내시경을 하는 것이 좋다.

수면 내시경은 의식이 완전히 없는 상태가 아니라 가수면 상태이기 때문에 의사의 질문에 자신도 모르게 대답을 하고 몸을 움직이기도 하는데 대부분 기억을 못한다. 수면 내시경 검사는 비교적 부작용이 없는 검사이긴 하지만 고령자나 심폐 기능이 떨어지는 사람의 경우는 주의해야 한다.

위 내시경 검사에 소요되는 시간은 10~20분 정도이다. 수면 내시경 후에 정신이 완전히 깰 때까지는 운전이나 모임 등을 하지 말고 충분히 쉬는 것이 좋다.

조기 발견으로 치료 효과 상승

국가건강검진에 위 내시경 검사가 포함되면서 40세 이상 성인은 2년마다 한 번씩 위 내시경 검사를 받을 수 있게 되었다. 이런 의료 제도를 시행하고 있는 나라는 전 세계에서 우리나라밖에 없다. 그 덕분에 증상은 비록 없었지만 위암을 발견하고 조기에 치료해서 완치에 이르는 사람이 많다. 위암 발병률 세계 1위인 우리나라가 OECD 국가 중 위암 5년 생존률 1위를 기록할 수 있었던 비결은 이러한 의료 제도 덕분인 것이다. 2019년 한 해만 해도 무려 16만 명에 가까운 환자가 나올 정도로 위암 환자는 계속 늘고 있지만 다행히 전체 환자의 77%가 1기에서 암을 발견하고 있다. 국가 암 검진 사업에 따르면 위 내시경 검진을 잘 받은 사람은 그렇지 않는 사람보다 위암으로 인한 사망률이 54%까지 떨어졌다고 한다.

남소희(73세, 여) 씨: 2019년 검진에서 조기위암이 발견되어 내시경으로 내시경 점막하 절제술을 시행하고 현재 건강하게 생활하고 있다. 그녀는 위암 발견 당시를 떠올리며 이야기했다.

"엄청 놀랐어요. 고생하며 살다가 이제 조금 살 만하니까 그게 생겨서 처음에는 많이 울었습니다. 식구들이 없을 때 방에 들어가서 서글프게 울었어요. 내 삶이 너무 허무한 것 같아서요."

그녀는 둘째 오빠가 폐암 수술을 하고, 남동생이 위를 다 절제하는 것을 보고 내시경 검사를 꾸준히 해왔다고 한다. 그런 노력 덕분에 암을 조기에 발견할 수 있었던 것이다.

장민호(60세, 남) 씨: 30년 동안 이민생활을 하다 고국으로 돌아왔는데, 속쓰림이 심하고 근래에 부쩍 몸무게가 줄어 건강검진을 받아보았다. 그동안 한 번도 위 내시경 검사를 받아본 적이 없는 그는 정밀 검사가 필요하다는 결과를 받았다. 검사 결과 심한 위궤양은 물론 만성 위염이 위 전체의 75% 이상을 차지하고 있었기 때문이다. 상당히 넓은 면적에 위축성 위염이 있고, 일부분에서는 장상피화생이 관찰되었다. 우리나라에서 계속 생활했으면 2년에 한 번씩 하는 국가건강검진을 통해 빨리 발견하고 치료했을 수 있었는데 안타까운 상황이었다.

내시경의 발달은 위암과 위염을 조기에 발견하는 것은 물론 조기 암 치료에도 획기적인 변화를 가져왔

위암 5년 생존율

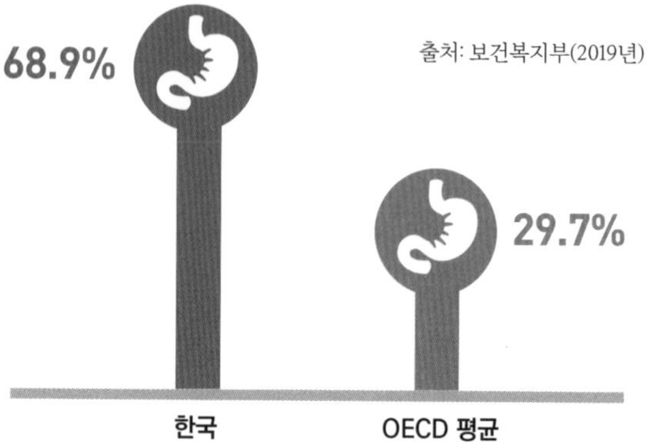

다. 정훈용 교수(아산병원 소화기내과)는 다음과 같이 이야기한다.

"요즈음은 위암 환자의 75% 정도가 조기위암이고 조기위암 환자의 절반 정도는 내시경으로 치료하고 있으니까 1980~1990년대에 비하면 완전히 다른 시대에 살고 있는 겁니다."

위 내시경 건강검진의 놀라운 효과

건강검진의 내시경 검사만으로도 위암의 씨앗인 위염

을 발견할 수 있고 조기위암도 치료할 수 있기 때문에 명의들은 정기적으로 위 내시경 검사를 받아야 한다고 강조하고 있다. 더군다나 우리나라는 선진국에 비해 위 내시경 비용이 저렴하고, 의사의 수준도 높으며, 위 내시경 검사를 할 수 있는 병원도 많아 누구나 마음만 먹으면 쉽게 검사를 받을 수 있다. 그만큼 조기에 위 관련 질환을 발견하기에 좋은 환경인 것이다. 조기위암 발견 비율이 20년 전에는 20% 정도였는데 최근에 60%를 넘어선 것만 보아도 위 내시경 검사의 효과를 확실히 알 수 있다. 양한광 교수(서울대학교병원 위장관외과)는 위 건강을 지키는 데 있어 건강검진의 중요성을 강조한다.

"외래에서 진료를 하다 보면 정말 속상한 경우가 많습니다. 난 괜찮아, 아파서 병원에 가본 적도 없고, 감기약도 한번 먹어본 적이 없어, 하고 건강을 자신하면서 위암 4기가 될 때까지 모르고 있다가 뒤늦게 병원을 찾아오는 경우를 아직도 봅니다. 그게 제일 안타깝습니다. 2년마다 건강검진을 하면 조기위암의 88%, 매년 하면 99%를 발견할 수 있어요. 그러면 아끼는 가족과 헤어질 일도, 고통 받을 필요도 없습니다."

Chapter 08

내시경을 보완하는 또 다른 정밀 검사들

위에 생긴 병을 알아내는 검사법에는 위 내시경 말고도 여러 가지가 있다. 위 내시경은 말 그대로 위의 내부, 즉 안쪽만 볼 수 있기 때문에 위 바깥쪽에 문제가 생겼을 경우에는 알아내기가 어렵다. 또한 위에 생긴 염증이나 종양이 암인지 아닌지 알아내기도 힘들다. 그래서 위 내시경을 통해 위 질환을 찾아낸 후에는 정밀 검사를 통해 정확한 상태를 파악해야 한다.

복부 CT

복부 CT(Computed Tomography, 전산화 단층촬영) 검사는 복부의 장기를 X선으로 관찰하는 검사다. 일반 X선 촬영과 달리 사람의 복부를 가로 방향으로 1cm 간격으로 촬영해서 자세히 관찰할 수 있다. 컴퓨터로 촬영하기 때문에 검사할 때 특별한 통증이 없고 조사되는 방사선의 양도 적어 안전하다.

보통 복부에 통증이 있을 때 위뿐 아니라 소장, 대장, 간, 담낭, 췌장, 신장 등의 질환 여부를 검사하기 위해 사용한다. 위암뿐 아니라 췌장암, 신장암, 간암, 담낭암같이 발견이 어려운 암들도 조기에 찾아낼 수 있고, 장기 주변 혈관 상태도 확인이 가능하다. 암의 경우 병변의 위치나 크기 등을 알아낼 수 있어 병기 진단에도 활용된다. 복부 CT 검사를 통해 찾아낼 수 있는 질병은 다음과 같다.

- 간 : 간암, 지방간, 간경변, 복수 등
- 담낭 : 담석, 담낭염, 담낭암 등
- 신장 : 신장결석 등

- 위 : 위암, 점막하농양 등
- 췌장 : 췌장염, 췌장암 등

검사 전에는 6시간 이상 금식을 해야 한다. 음식은 물론 물과 음료수도 먹으면 안 되는데 위장관 안에 음식물이 있으면 질환을 찾아내는 데 방해가 되기 때문이다. 검사 전에 조영제를 주사한 뒤 촬영을 시작한다. 조영제를 주사할 때 일시적으로 몸이 화끈거리고 속이 메스꺼운 증상을 느낄 수 있지만 심호흡을 하면서 안정을 취하면 가라앉는다. 검사 시간은 10~20분 정도로, 짧은 시간에 비해 많은 정보를 얻어낼 수 있는 효과적인 검사법이다.

CT 검사 시 대부분은 조영제를 사용하는데, 경우에 따라 가려움증이나 구토, 두드러기와 같은 부작용이 나타날 수도 있다. 이때는 항히스타민제 등을 투여하면 증상이 호전된다. 또한 조영제는 일시적으로 신장 기능을 떨어뜨릴 수 있으므로 검사 후에는 조영제가 빨리 몸 밖으로 나갈 수 있도록 물을 많이 마시는 것이 좋다.

복부 초음파

초음파 검사는 복부에 초음파를 보내서 돌아오는 반사 영상을 이용하여 병을 찾아내는 검사다. 위암 종괴를 찾아낼 수 있으며 CT 검사에 비해 간으로의 전이 여부를 확실히 알아낼 수 있는 장점이 있다. 간 전이뿐 아니라 복강 내 파종, 복수, 난소 전이 등을 찾아낼 수도 있다. 주로 위암 진단의 보조 검사로 활용되고 있다.

초음파 내시경

내시경 끝에 초음파 진단장치를 붙여서 위 내시경 검사로 확인할 수 없는 위벽의 상태를 알아보는 검사다. 암세포가 위벽의 어느 정도까지 침윤했는지, 위 가까이에 있는 림프절에 전이가 있는지 확인할 수 있다. CT나 MRI에 비해 위암의 침윤 정도를 더 정확히 알아낼 수 있는 장점이 있어서 병기를 결정하는 데 도움을 받을 수 있다.

조직검사

위 내시경 검사를 통해 병변을 발견했을 경우 그 병변이 암인지 아닌지 판단하기 위해 조직검사를 하게 된다. 위 내시경 검사나 시술을 하면서 문제가 되는 조직을 떼어낸다. 이렇게 떼어낸 조직은 병리과로 보내져 암세포의 존재 여부와 침윤 정도에 따라 최종 진단이 내려지게 된다. 먼저 조직의 주변에 색깔을 칠해 상하좌우를 구분한 후 2mm 간격으로 촘촘하게 자른다. 자른 조직은 영하 20도에서 급속 냉각시킨 다음 얇게 절편하고, 세포액이 잘 보이도록 염색약을 입힌다. 이렇게 만들어진 슬라이드를 현미경으로 관찰해 암세포가 있는지 확인한다.

공초점 현미경 내시경

공초점 현미경 내시경은 특수 기구가 달린 탐침자를 이용하는 것으로 내시경으로 암을 제거하기 전에 조직세포를 현미경 수준으로 확인할 수 있는 장비다. 먼저 내시경을 통해 인체에 무해한 형광 조영제를 위에 주

조직검사 과정

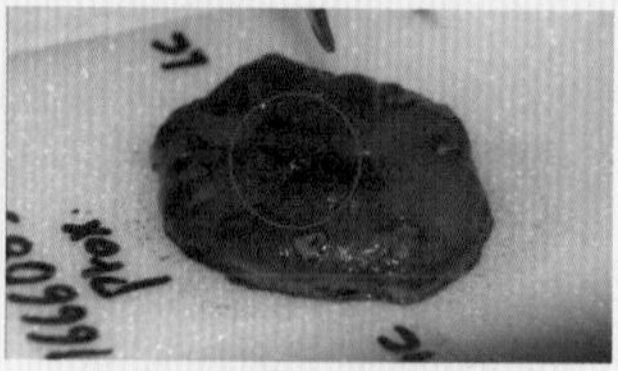

1. 문제가 되는 조직을 떼어낸다

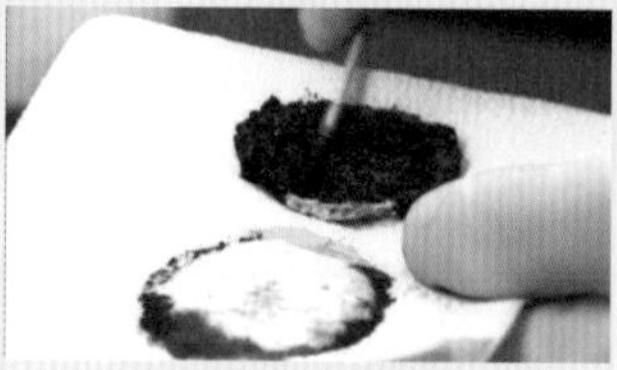

2. 조직 주변에 색깔을 칠해
상하좌우를 구분한다

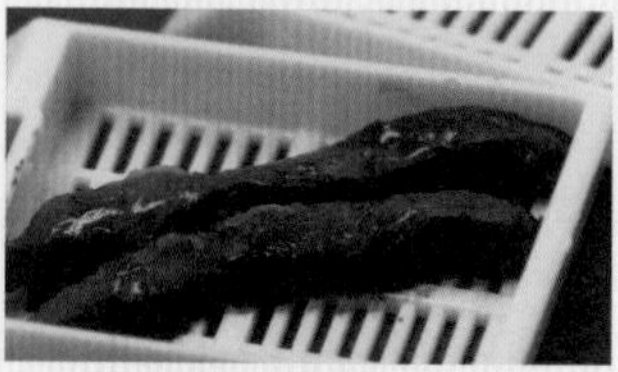

3. 2mm 간격으로 잘라
급속 냉각시킨다

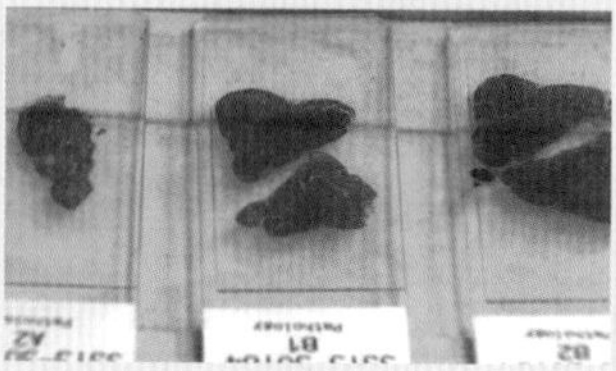

4. 얇게 절편한다

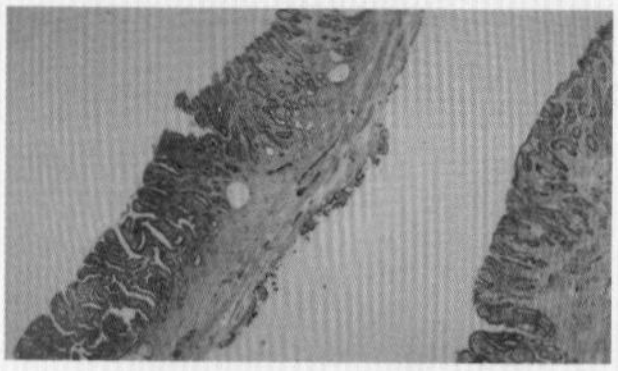

5. 현미경으로 관찰해
암세포가 있는지 확인한다

공초점 현미경 내시경 검사

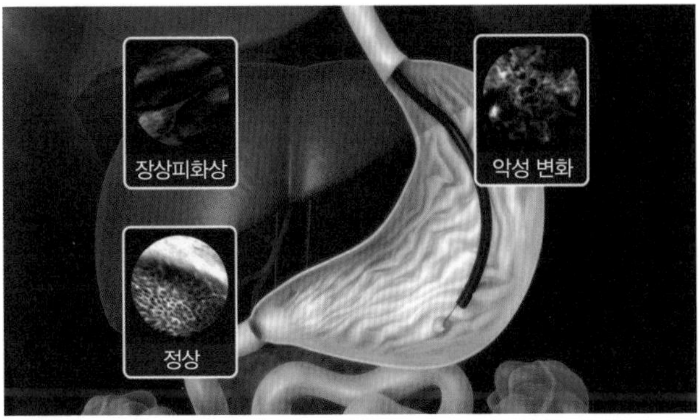

공초점 현미경 내시경으로 병변을 1,000배까지 확대해서 볼 수 있다

입한다. 조영제가 모세혈관을 통해 세포조직에 퍼지면 형광 현상을 유발하게 된다. 형광 형성이 나타난 조직에 공초점 현미경 내시경을 대면 조직의 세포를 현미경 수준인 1,000배까지 확대해서 볼 수 있다. 이를 통해 추가적인 조직검사 없이 위 점막 세포의 변화 여부를 바로 확인하며 시술할 수 있다.

조직검사는 조직을 뜯어서 그것을 염색한 다음 현미경으로 봐야지만 암인지 아닌지 확인할 수 있는데 공초점 현미경 내시경은 실시간으로 세포 단위에서 형태를 관찰해서 암세포 여부를 판별할 수 있게 해준다.

이런 검사를 하게 되면 불필요한 조직검사에 드는 돈과 노력을 아낄 수 있다. 현재로는 위암을 내시경으로 치료할 때 사용할 수 있고, 암인지 아닌지 애매한 경우 진단적 도움을 받을 수 있다.

PET

양전자단층촬영(PET)이라는 영상법을 활용한 검사로 가장 정확하게 암을 찾아내는 최첨단 검사 방법이다. CT나 MRI, 초음파 촬영 등은 우리 몸의 해부학적 이상을 찾아내지만 PET는 신진대사의 이상을 찾아낸다. 우리 몸의 신진대사에 이용되는 포도당과 유사한 양전자를 방출하는 방사선 의약품을 인체에 주사한 후 장기에 퍼지면 대사 상태의 미세한 변화를 촬영하는 검사다.

특히 암 조직은 정상 조직에 비해 대사활동이 활발하기 때문에 포도당 섭취 역시 빠르게 이루어진다. 그래서 인체에 주사된 방사선 의약품도 암 조직에 높은 농도로 쌓이는데 이를 이용하여 암을 정확하게 찾아낼 수 있다. CT나 MRI 검사를 통해 문제가 있는 조직을 발견했는데 그것이 암인지 판단하기 어려울 때 PET 검사를 활용할 수 있다.

PET 검사에 사용하는 방사선 의약품은 인체에 해롭지 않고 CT 검사에 사용되는 조영제에 비해 부작용이 적은 것이 장점이다. 소량으로 검사가 가능하고 방사선 의약품의 양이 처음의 반으로 줄어드는 데 걸리는 시간이 짧아서 반복 검사가 가능하다.

PET 검사 전에는 6시간 이상 금식을 해야 하지만 물은 충분히 마시는 것이 좋다. 검사 당일에 약물을 주사한 후 약물이 퍼질 때까지 1시간가량 누워 있다가 촬영을 시작한다. 촬영 시간은 20분 정도이다. PET 검사를 통해 암의 조기 진단뿐 아니라 다른 암도 발견할 수 있고 양성 종양과 악성 종양(암)을 구별할 수 있으며, 암의 병기 진단과 재발 암 발견, 암 치료 후 예후도 관찰할 수 있다.

명의에게 묻다

정기검진을 무시하는 이들에게

정기검진의 중요성은 아무리 강조해도 지나치지 않는다. 현재 전체 위암의 80%가 건강검진을 통해 발견되고 있는 만큼 40세가 넘은 성인이라면 2년마다 한 번씩 시행하는 국가건강검진을 빠뜨리지 말고 받는 것이 좋다. 암뿐 아니라 위염과 같은 질환도 조기에 발견하면 치료가 쉽기 때문에 건강검진을 놓쳐서는 안 된다. 만약 가족 중에 위암 환자가 있다면 20대라 하더라도 위 내시경 검사를 해봐야 한다. 명의들은 하나같이 정기검진의 중요성을 강조한다.

"제일 중요한 것은 첫째도 검진, 둘째도 검진, 셋째도 검진이라는 것입니다. 왜냐하면 위암은 전혀 증상이 없이 나타나고, 증상이 나타났을 때는 이미 늦었을 수 있기 때문에 증상에 의존해서는 안 됩니다."

_양한광 교수(서울대학교병원 위장관외과)

"암세포의 종류에 따라 달라질 수 있지만, 조기위암이면 내시경 치료가 가능해요. 내시경 치료를 한다는 것은 위 절제술을 받지 않아도 된다는 것이니까 온전한 위를 가지고 생활을 할 수 있다는 것입니다. 이는 위가 없는 것과 비교해 엄청나게 큰 차이입니다."

_형우진 교수(세브란스병원 위장관외과)

"주기적으로 검사를 하면 조기에 암을 발견할 수 있고 그러면 절대 암으로 사망하지 않습니다. 암에 대한 공포심은 갖지 말되 전제 조건 두 가지는 지켜야 합니다. 위 건강에 좋은 생활 습관을 실천하고, 주기적인 검사를 하는 것입니다."

_조주영 교수(순천향병원 소화기내과)

"우리나라는 전 세계적으로 위암 발생률이 가장 높은 나라입니다. 이런 상황에서 우리가 할 수 있는 최선의 예방은 정기검진입니다. 위암이 생기는 것을 다 막을 수는 없지만 초기 단계에서 발견하면 거의 100% 완치할 수 있습니다."

_박조현 교수(가톨릭대학교 외과학교실)

PART Ⅲ

독이 되는 생활 습관들

Your stomach is getting sick

Chapter 09

위의 위험을 알리는 몸의 신호

위는 가장 많은 일을 하고 있는 장기인 만큼 위와 관련하여 일상에서 느끼는 불편 증상도 다양하다. 소화가 안 된다, 속이 더부룩하다, 배가 아프다, 구토가 난다. 속이 쓰리다 등 누구나 한 번은 겪었을 만한 증상들이다. 시간이 지나거나 소화제를 먹으면 쉽게 가라앉기도 하지만 증상을 가볍게 여기고 오랫동안 방치하면 위 질환으로 발전할 수 있다. 또 장이나 췌장 같은 소화기관에 문제가 있을 때도 속이 더부룩하거나 쓰린 증상이 나타난다.

위는 우리 몸에 문제가 있음을 알려주는 신호등 같은 역할을 하고 있다. 물론 증상만으로 어떤 질환이라고 콕 집어서 이야기할 수는 없지만 증상과 관련된 여러 질환을 의심해볼 수는 있다. 일상에서 느낄 수 있는 위와 관련한 증상들에 대해 이야기해본다.

더부룩함

인간에게 먹는 행위는 생존을 위한 것과 동시에 '먹는 즐거움'이라는 정신적인 욕구를 만족시키는 것을 의미한다. 그런데 먹기는 먹는데 소화가 잘되지 않으면 먹는 즐거움이 줄어들 수밖에 없고, 자연히 건강에도 영향을 미치게 된다. 위와 관련해서 사람들이 가장 많이 호소하는 불편 증상 중 하나는 소화불량이다. 소화불량은 특정 음식을 소화시키지 못해서 나타날 수 있고 스트레스로 인해 나타나기도 한다. 이는 일시적인 것으로 소화제를 먹거나 스트레스가 줄어들면 좋아지기도 한다.

소화불량과 관련한 대표적인 증상이 더부룩하고 갑갑한 느낌이다. 이런 증상이 나타나는 원인은 다양하다. 검사를 해보면 위나 췌장, 담낭 등에 아무런 이상이 없는데 더부룩함을 느끼는 경우가 있는데 이를 '기능성 소화불량'이라고 한다. 궤양이나 종양, 암처럼 구조적으로 병변이 눈에 보이는 것을 '기질성', 속이 더부룩하고 소화는 안 되는데 특별한 병이 없는 상태를 '기능성'이라고 한다. 말 그대로 위의 기능에 문제가 생긴 것으로 이 역시 꾀병이 아니다.

위 내시경 검사는 눈에 보이는 병변을 찾는 데 유용하지만 위의 운동 능력을 비롯해 보이지 않는 기능상의 문제를 발견할 수 있는 검사는 아니다. 보통 소화기내과를 찾는 환자 중 50~60%가 기능성 소화불량에 해당한다. 보통 1년에 3개월 이상 소화불량증이 나타나는 경우에 기능성 소화불량으로 진단한다. 이 경우 심리적 요인도 있을 수 있어 '신경성 위염'이라 진단하기도 한다.

소화불량은 누구나 평생 한 번쯤은 겪는 증상으로 대부분 하루이틀이면 회복되지만 사람 중에는 오랜 기간 소화불량에 시달리는 경우도 있다.

최숙자(65세, 여) 씨: 한 달 전 갈비를 먹고 심하게 체한 후부터 명치 부위 통증에 시달렸다. 하지만 내시경으로 살펴본 그의 위는 깨끗하다. 예순이 넘은 나이지만 그녀의 위는 젊은 사람처럼 건강해 보이기까지 한다. 차라리 무슨 병이 있다고 하면 마음이라도 편할 텐데, 검사하면 아무 병이 없고 오히려 건강하다고 하니 황당할 따름이다.

이럴 경우 환자들은 이런 저런 걱정을 하게 된다. 나한테 의사들이 알지 못하는 이상한 병이 있는 것은 아닐까? 혹시 암에 걸린 것은 아닐까? 왜 소화기관에 이상이 없는데 소화불량이 생기는 걸까? 안타깝게도 기능성 소화불량의 원인은 아직 정확히 밝혀지지 않았다. 다만 맵고 짠 음식, 과음과 과식, 여러 가지 약물 복용과 과도한 스트레스 등으로 위 기능이 약해져서 나타나는 것으로 추측하고 있다. 기능성 소화불량 진단을 받았다면 우선은 자신의 식습관을 점검하고 위 건강에 좋은 식습관으로 바꾸어야 한다. 우리가 익히 알고 있는 상식들이다. 소식을 하고 과음과 자극적인 음식을 피하고, 정신적 스트레스도 잘 풀어야 한다.

기능성 소화불량은 병변이 아닌 증상이 문제이므로 무엇보다 환자의 불편한 증상을 해소하는 것이 급선무다. 약물 역시 환자의 증상에 따라 처방하는데 몇 가지 대표적인 약물이 있다. 위의 감각이 예민해 마치 위궤양 같은 통증을 느낄 때는 주로 위궤양을 치료하는 약제인 위산 분비 억제제와 위 점막 보호제를 처방한다. 위장의 움직임이 더뎌 음식이 얹힌 듯 더부룩할 때는 위 근육의 수축을 활발하게 하는 위장 운동 촉진제를 처방하고, 스트레스성 소화장애가 있거나 위장의 움직임이 과민한 환자에게는 항불안제를 처방한다. 사람에 따라 증상이 다양하게 나타나는 만큼 반드시 검사와 진단을 통해 전문의의 처방을 받아야 한다.

소화가 잘 안 되고 더부룩함을 느낄 때 탄산음료를 마시는 경우가 많은데 이는 위 건강에 좋지 않다. 탄산음료를 마시고 트림을 하면 일시적으로 소화가 잘되는 것 같은 느낌을 받지만 사실은 그렇지 않다. 이때 나오는 트림은 탄산음료 속에 있던 탄산이 입 밖으로 나온 것이지 소화 작용으로 인해 나온 것이 아니기 때문이다. 오히려 탄산음료가 위산 분비를 자극해서 속이 쓰리는 증상까지 나타날 수 있으므로 주의해야 한다.

속쓰림

속이 쓰리다는 것은 위가 비었을 때 아프거나 속을 훑어내는 듯한 통증을 느끼는 것을 말한다. 과음을 하거나 맵고 짠 음식을 먹은 후 속쓰림을 경험하는 경우가 많은데 이럴 경우 약국에서 증상에 맞는 약을 사먹으면 나아지기도 한다. 또한 특정 자극으로 인해 속쓰림을 경험하기도 한다. 술이나 약물로 인한 급성 위염의 대표 증상이 속쓰림인데 보통 자극이 사라지면 1~2일 내에 증상이 사라지기 때문에 크게 걱정하지 않아도 된다.

속쓰림을 호소하는 사람 중 대부분은 음식물이 위에 있을 때는 괜찮다가 소화가 되어 위가 비면 통증이 있다고 한다. 이때 물이나 음식을 먹으면 증상이 개선되기도 한다. 속이 쓰린 증상의 원인은 대부분 위산이다. 위산이 과도하게 분비되거나 위액의 균형이 깨져서 나타나는 것으로 위궤양이나 십이지장궤양을 의심해볼 수 있다. 특히 십이지장궤양 환자는 위산의 강도가 높아지는 새벽 시간에 속쓰림 증상이 심해져 잠에서 깨기도 한다.

보통 급성 위염, 위궤양, 십이지장궤양, 역류성 식도염이 있을 때 속쓰림 증상이 나타나지만 위암의 경우에도 같은 증상을 느낀다. 속쓰림이 일주일 이상 지속된다면 병원을 찾아 정확한 진단을 해보아야 한다. 특히 위암으로 인한 속쓰림도 간단한 제산제나 위산분비 억제제를 먹으면 증상이 줄어들기 때문에 무심코 넘길 수 있으므로 주의해야 한다.

구역과 구토

구역은 토할 것 같은 증상을 말한다. 목과 명치 부위에 불편한 느낌이 들면서 속이 메스껍고 구토를 할 것 같은 느낌이다. 심한 경우는 토하지 않고서는 살 수 없을 것 같은 느낌을 받기도 한다. 구토는 위 내용물을 입 밖으로 강하게 배출하는 것이다. 되새김증은 본인의 의도와 상관없이 위 내용물이 힘없이 입까지 올라오는 것을 말하는데 식도 내 하부 괄약근이 약해져서 나타나는 현상으로 위 건강과는 크게 상관이 없다.

식사를 하는 도중 토한다거나 식사 직후에 구토를 하는 경우는 정신적인 원인일 경우가 많다. 위에 병이 있어 토하는 경우라면 음식을 먹은 뒤 어느 정도 시간이 지난 후에 증상이 나타나기 때문이다. 만약 식후 2~3시간 후에 구토 증상이 있다면 위장 질환을 의심해볼 수 있다. 구토와 관련하여 의심해볼 수 있는 질환은 다음과 같다.

- 급성 복부 응급 질환 : 급성 충수염, 급성 담낭염, 급성 복막염이 생겼을 때.

- 소화기 질환 : 위궤양, 급성 위염, 췌장염 등 소화불량과 관련된 질환에 걸렸을 때.
- 이비인후과 질환 : 귓속 세반고리관 염증이나 이석증이 있을 때.
- 심장 질환 : 심근경색과 같은 심장 질환에서 가슴통증과 함께 구역과 구토가 나타남.
- 감염성 질환 : 식중독, 바이러스성 감염, 기생충 감염이 있을 때.
- 중추 신경계 질환 : 뇌종양, 뇌염, 뇌수두증 등 뇌압이 올라가는 질환에 걸렸을 때.
- 대사성 질환 : 당뇨병, 요독증, 갑상선 중독증 등 대사성 질환에 걸렸을 때.
- 임신 : 임신 초기 임산부의 50% 정도에서 나타남.
- 약물 부작용 : 대부분 약물의 부작용으로 구역과 구토가 나타남.
- 암 : 말기 암 환자한테서 공통적으로 나타남.
- 정신질환 : 거식증에 걸리면 구역과 구토를 함.

이처럼 다양한 질환에서 구역과 구토 증상이 나타나므로 정확한 진단을 위해서는 전문의의 진료가 필수적이다. 어떤 이유에서건 심한 구토를 하게 되면 위의 내용물이 역류하면서 위의 분문부에 상처를 입힐 수 있다. 이때 위장에서 피가 나와 피를 같이 토하기도 한다. 또한 구토할 때 내용물이 폐로 들어가서 폐렴을 일으킬 수도 있고 심하면 식도가 찢어져 내시경으로 지혈 치료를 해야 하는 경우도 있다.

Chapter 10

위를 망치는 나의 취향

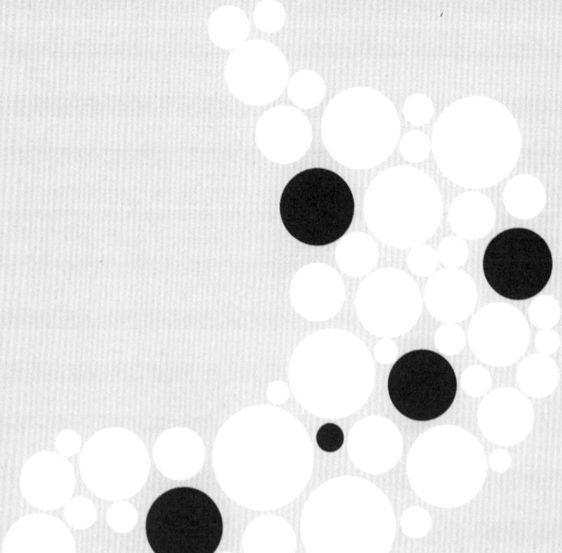

위는 어느 날 갑자기 나빠지지 않는다. 한두 번 과음과 과식을 한다고 해서 바로 위장 질환이 생기는 것은 아니다. 위 점막은 복원력이 뛰어나기 때문에 손상이 되어도 얼마 지나지 않으면 전과 같이 건강한 상태를 회복한다. 문제는 위 점막의 재생 속도를 넘는 자극이 오랫동안 가해졌을 때이다. 하루이틀 과식한다고 문제가 되는 것은 아니지만 이런 습관이 10년, 20년 계속된다면 위 건강을 보장할 수 없다.

병원에서는 생전 처음 한 위 내시경 검사에서 위암을 진단받은 환자를 자주 보게 된다. 그것도 조기위암이 아니라 3기, 4기인 환자도 많다. 그만큼 건강을 자신하며 위를 혹사시킨 결과 큰 병을 얻게 된 것이다. 작은 습관이 큰 질병을 불러온 것이다. 우리가 무심코 갖게 된 생활 습관 중에 위 건강을 위협하는 습관은 어떤 것이 있을까?

'단짠' 음식과 발암 확률

현대는 먹을거리가 풍부한 세상이다. 언제부턴가 '먹방'은 방송의 인기 콘텐츠가 되었고, TV를 틀거나 핸드폰을 열면 어느 음식점이 맛있는지, 어떻게 먹어야 더 맛있게 먹을 수 있는지에 대한 온갖 정보가 넘쳐난다. 사람들은 매일 무엇을 먹을까 고민하고 더 맛있는 음식을 찾는 데 관심을 기울인다. 그러다 보니 점점 더 자극적인 음식을 찾게 된다. 밋밋한 맛의 음식보다는 짜고, 맵고, 단 맛으로 혀를 즐겁게 하는 음식을 찾는 것이다. 그래서 '단짠'이라든지 '맵단짠'과 같은 신조어도 탄생하였다. 문제는 이런 음식이 위 건강에는 좋지 않다는 것이다.

짠 음식에 많이 들어가는 소금은 인체의 생명을 유지하는 데 필수 성분이지만 지나치면 독이 된다. 소금 자체가 발암물질은 아니지만 과하게 섭취하면 위염의 발생률을 높이고, 위 점막을 손상시켜 발암물질이 활발하게 활동할 수 있도록 돕는다. 세계보건기구(WHO)에서 권장하는 하루 소금 섭취량은 5g이다. 우리나라 성인의 하루 평균 섭취량은 13g으로 권장량을 훨씬 넘어선다. 소금 섭취가 많은 사람은 그렇지 않은 사람보다 위암에 걸릴 확률이 4배 이상 높다는 보고도 있다.

위암은 우리나라를 포함하여 일본, 칠레, 핀란드, 아일랜드와 같은 나라에서 발생률이 높은데 이들 나라의 공통점은 소금에 절인 채소나 생선을 많이 먹는다는 것이다. 우리나라 위암 환자들의 식습관을 보면, 평소에 젓갈을 자주 먹었다는 환자가 많은 것으로 나타났다. 또한 소금 섭취량과 위암 사망률과의 상관관계에 대한 연구를 보더라고 위암 발생과 소금 섭취는 큰 연관성이 있는 것으로 드러나고 있다.

매운맛 중독 — 소화를 돕거나 질병을 부르거나

최근 매운 음식이 유행처럼 번지면서 예전보다 매운 음식을 즐기는 사람이 많아졌다. 한번 매운맛에 길들여지면 지속적으로 매운맛을 찾게 되고 때로는 더 강한 매운맛을 원하기도 한다. 매운 음식은 강한 자극으로 입맛을 사로잡지만 위산을 다량 분비하게 만들어 위 점막에 자극을 주게 된다. 입에 즐거운 음식이 위 건강을 위협하고 있는 것이다. 매운 음식을 먹었을 때 속이 쓰리는 경우가 많은데 이는 매운 음식이 위에는 좋지 않다는 증거라 할 수 있다.

물론 고추에 들어 있는 캡사이신, 후추의 피페린 등 매운 맛을 내는 향신료에 들어 있는 성분은 적당량을 먹었을 때는 소화운동을 돕는다. 문제는 너무 많이 섭취하면 위를 자극해 문제를 일으킬 수 있다는 것이다. 마늘과 양파는 항산화와 항암 효과를 지닌 좋은 식품이지만 생으로 먹으면 특유의 매운맛이 위를 자극할 수 있다. 위장 질환이 있다면 증세가 가벼운 경우라도 마늘이나 양파는 구워 먹거나 삶아서 먹는 것이 좋다.

불맛 고기 — 맛 좋고 보기 좋은 고기의 함정

한국인이 고기를 먹는 방법 중 대표적인 것이 구워 먹는 것이다. 숯불 위에 불판을 올려놓고 고기를 구워 먹거나 가스 불에 철판을 올리고 구워 먹기도 한다. 우리에게 고기를 가장 맛있게 먹는 방법으로 알려져 있지만 이 역시 위 건강에는 좋지 않다. 이러한 조리법으로 만들어진 음식에는 발암물질이 많이 포함되어 있다.

국제 암연구소에서는 다환 방향족 탄화수소, 헤테로사이클릭아민, N-니트로소화합물 등을 발암물질로 규정하고 있는데 주로 육류를 높은 온도에서 조리할 때 많이 발생하는 물질들이다.

햄이나 소시지 같은 가공육의 소비가 늘어나는 것도 위 건강 측면에서 보았을 때는 좋지 않은 현상이다. 햄이나 소시지를 만들 때는 보존성을 높이고 맛있어 보이는 색깔을 내기 위해 아질산나트륨이라는 첨가물을 넣는다. 아질산나트륨은 제조 과정에서 육류 단백질에서 나오는 아민, 아미드류와 합쳐져 N-니트로소화합물이라는 발암물질을 만든다. 또 가공육에 포함된 인공 감미료, 방부제, 색소 역시 암을 유발할 수 있다. 문정섭 교수(인제대학교 서울백병원 내과)는 미국의 예를 들어 위암을 일으키는 식습관에 대해 이야기해주었다.

"짠 음식, 자극적인 음식, 탄 음식이 위에 안 좋다고 알려져 있습니다. 고기를 보존하는 데 많이 쓰는 질산염도 위에 굉장히 안 좋습니다. 베이컨이나 소시지에 많이 들어있죠. 최근에는 식품에 들어가는 질산염의 농도가 적어졌다고 합니다. 1930년대 미국에서 음식에 질산염을 많이 넣었던 시기가 있었는데 그때 위암이 많이 생겼다는 보고도 있습니다."

미국이 현재는 위암 발생이 적은 나라지만 문정섭 교수의 말대로 1930년대에는 위암 발생률이 높았다. 그 이유는 음식을 절이거나, 훈제하거나, 태워서 먹는 경우가 많았기 때문인데 1930년대 이후 냉장고가 보급되면서 신선한 음식을 상대적으로 많이 먹게 되고, 채소나 과일을 보관해서 자주 먹게 되면서 위암 발생률이 줄어든 것으로 알려져 있다.

술 — 약이 되는 술은 없다

술은 위 건강에 가장 좋지 않다. 우리가 먹은 음식은 위에서 소화 작용을 거쳐 장에서 흡수되는 데 반해 술은 위에서 직접 흡수하기 때문이다. 특히나 빈속에 마시는 술은 알코올 흡수 속도를 빠르게 하고 위 점막을 자극해서 위염이나 위출혈을 일으킬 수 있다. 한국인에게 반주는 술이 아니라 일종의 식사라는 생각이 강하다. 식사에 곁들이는 음료 정도로 생각하는 것이다. 하지만 반주를 마신다는 것은 하루 3번 술을 마신다는 것이고 이는 매일 술을 마신다는 의미다. 이럴 경우 계속 위가 위험인자에 노출되기 때문에 위 질환 발생 확률이 높아진다.

알코올 농도가 낮은 술은 위산 분비를 촉진시켜서 소화를 돕지만 알코올 농도가 높은 술은 위 점막에 직접적인 손상을 일으킨다. 독한 술을 마시면 위 점막의 투과성이 과도하게 증가되어 점막 세포가 상하게 되고, 위 점액층도 손상시켜서 위 방어벽이 무너지게 한다. 그래서 독한 술은 될 수 있으면 피하는 것이 좋다. 물론 알코올 농도가 낮은 술도 많이 먹으면 위 건강에 좋지 않다.

담배와 술 — 함께하면 공격력 상승

흡연은 두말할 것도 없이 모든 질환의 적이다. 일단 담배를 핀다면 질병에 걸릴 위험도가 비흡연자보다 높다고 봐야 한다. 흡연자는 비흡연자에 비해 3~4배 이상 위 질환 발생률이 높고 위암 발생률도 2~3배 높다. 보통 흡연은 위 건강과 상관없을 거라 생각하는 사람이 많은데 그렇지 않다. 흡연을 하면 가래가 늘어나는데 이 가래에 니코틴과 같은 독성 물질이 포함되어 위로 들어가면 위산 분비를 과도하게 촉진하게 된다.

또한 췌장의 소화효소 분비를 감소시키고 혈관을 수축시키기 때문에 위 질환이 있을 때는 반드시 금연해야 한다. 보통 술과 담배는 실과 바늘처럼 따라다니는 경우가 많다. 평소 금연을 하다가도 술을 마시면 담배를 피우는 경우가 있는데 이럴 경우 술과 담배에 포함된 유해 성분의 흡수가 빨라져 위 건강에 좋지 않다.

외식 — 영양과 맛

우리의 식생활 문화가 달라지면서 집에서 식사하기보다는 외식을 선호하는 경우가 많아졌다. 또한 집에서 식사를 하더라도 배달 음식을 많이 이용하곤 한다. 우리가 자극적인 음식을 먹는 경우를 생각해보면 대부분 외식을 할 때이다. 밖에서 먹는 음식은 손님의 입맛을 자극하기 위해 영양보다는 맛에 치중하기 때문에 자극적일 수밖에 없다. 주로 맵고 짜고 불에 굽고 기름에 볶은 음식인 경우가 많고, 이런 음식들은 이미 설명한 것처럼 위 건강에는 좋지 않다.

야식 — 백해무익

많은 사람들이 밤늦게 먹는 야식으로 선호하는 족발, 치킨, 피자, 떡볶이, 라면 등은 대개 열량이 높고 소화하는 데 오랜 시간이 걸린다. 이런 음식물이 위에 남아 있는 상태에서 잠자리에 들면 위 운동이 느려지고, 밤새 음식을 소화시키느라 위가 쉬지 못한다. 다음 날 아침에 일어났을 때 몸이 무겁고 속이 더부룩한 원인이 된다. 그러면 아침식사를 대충 먹거나 먹지 않게 되고, 이는 이후 식사에서 폭식으로 이어질 수 있다. 야식은 백해무익한 습관인 것이다.

한 조사에 의하면 성인 10명 가운데 1명이 야식을 습관화하고 있고, 100명 가운데 1명이 야식증후군을 갖고 있다고 한다. 야식증후군은 하루 총섭취열량 가운데 50% 이상을 저녁식사 때부터 잠자기 전까지 먹는 증상을 말한다. 1955년 미국의 앨버트 스턴커드 박사가 발표한 질환으로 원인은 아직까지 확실하게 밝혀지지 않았지만 스트레스, 우울함, 자신감 상실 등 심리적 요인이 큰 것으로 알려져 있다. 야식증후군은 역류성 식도염이나 위장장애 등 소화기 질환에 이상을 가져올 수 있고, 불면증을 동반하기 때문에 전신 건강에도 좋지 않다.

약물 남용 — 병을 키우는 약

위장 질환은 면역력이 약한 고령층에서 더 많이 발생한다. 특히 퇴행성 질환인 관절염 환자가 늘어날수록 위장 질환을 호소하는 환자 수도 증가된다. 노인이 병원에 가서 무릎 통증이나 고관절 통증을 호소하면 의사들은 대부분 진통소염제를 처방한다. 진통소염제나 혈관 노화로 인해 복용하는 심혈관계 약제는 위장 질환을 유발하는 원인이 되기도 한다. 병원에서는 용법과 용량에 맞춰 처방을 하지만 환자들은 통증이 심해지면 처방된 양보다 더 많은 용량을 섭취하게 된다.

아스피린이나 감기약, 관절염으로 먹는 약들을 비스테로이드 소염제라고 하는데 이 약물들이 위궤양의 주요 원인이 된다. 우리 위에서는 위산과 더불어 위를 보호하는 물질인 COX 효소가 분비되는데 진통소염제가 위를 보호하는 물질의 생성을 막는다. COX 효소에는 COX-1, COX-2 두 종류가 있다. COX-1은 위장관 점막에서 프로스타글라딘을 합성하여 위 점막을 보호하는 역할을 한다. 진통소염제가 COX-1을 억제하기 때문에 프로스타글라딘 합성이 감소되어 소화성 궤양이 생기게 되는 것이다. COX-2는 조직에 염증이 발생하면 증가되는 효소로 만성 염증이나 악성 종양이 있을 때 염증을 막기 위해 생성되는데 진통소염제는 이런 COX-2의 활동도 억제한다. 그래서 위염이 발생할 수 있고 심한 경우에는 위궤양이나 위출혈이 생기기도 한다. 문제는 진통제이기 때문에 궤양이 생겨도 통증을 느끼지 못한다는 것이다. 이를 무통성 궤양이라고 하는데 통증을 느끼지 못해 병을 키우게 된다.

스트레스 — 감정이 위에 미치는 영향

흔히 '스트레스가 만병의 근원이다'라고 하는데 우리 몸에서 스트레스에 가장 약한 장기가 위다. 위는 우리의 의지대로 움직이는 것이 아니라 교감신경과 부교감신경이라는 자율신경계에 의해서 움직인다. 따라서 위의 운동은 감정 변화에 민감할 수밖에 없다. 스트레스를 받으면 위도 긴장하게 되어 운동력이 떨어지고, 위산 조절과 같은 위 활동에게 문제가 생기게 된다. 스트레스를 받을 때 소화불량이나 구토와 같은 신체적 질환이 잘 나타나는 것도 이러한 위의 특성 때문이다. 또 헬리코박터 파일로리균의 감염에도 영향을 미쳐 소화기 질환을 발생시킬 수 있다.

소화불량이나 속쓰림 같은 증상으로 병원을 찾아 여러 검사를 해도 원인을 찾을 수 없을 때 '스트레스 때문'이라는 결론을 내리는 경우가 많은데 그만큼 위가 스트레스와 연관이 많기 때문이다. 정신적 스트레스는 자율신경계의 과잉 흥분을 초래하고 자율신경에 대한 혈관 반응에 영향을 미쳐 위 혈류량 감소 및 위 점막의 저항력을 약하게 할 수 있다. 더 나아가 스트레스가 만성 위염이나 위암의 원인이 될 수도 있다. 아무리 건강한 사람이라도 스트레스가 반복되면 위와 관련한 다양한 질병이 생길 수 있으므로 주의해야 한다.

올바른 약물 사용과 부작용을 부르는 복용법

위염과 소화성 궤양은 약물로 치료하는데 질병의 특성상 쉽게 낫지 않고 재발하는 경우가 많아 약을 자주 먹게 된다. 만성 위염이 있다고 해도 증상이 없으면 치료는 필요 없다. 위장약의 처방 기준은 바로 증상이다. 보통 속이 쓰리는 증상이 있으면 위산분비억제제를, 소화가 안 되면 위장관운동촉진제, 복통이 있으면 진정제를 처방한다. 흔히 위염 약을 먹으면 증상이 사라져서 치료가 되었다고 생각하기 쉽지만 위염 약은 단지 증상을 가라앉히는 역할이 더 크기 때문에 관리를 소홀히 해서는 안 된다. 약을 처방받을 때마다 나에게 어떤 약이 처방되는지 그 약의 효과는 어떤지 알아두면 도움이 된다. 위염과 소화성 궤양에 쓰이는 대표적인 약과 올바른 복용법을 소개한다.

제산제

겔포스, 암포겔, 개비스콘, 라미나지 등 우리가 자

주 접했던 약들이 제산제다. 제산제는 속이 쓰릴 때 먹게 되는 약으로 별도의 처방전 없이 약국에서 손쉽게 살 수 있다. 제산제는 위산을 중화하고 점막을 보호하는 작용을 하는 약으로 궤양 치료에 효과적이다. 손상된 점막의 혈관 생성을 촉진하고 헬리코박터 파일로리균의 활동을 억제하는 효능도 있다.

하지만 비스테로이드 소염제와 제산제를 함께 복용하면 비스테로이드 소염제만 따로 복용했을 때보다 궤양의 합병증 발생을 높이므로 피하는 것이 좋다. 제산제 복용량과 기간에 따라 부작용이 나타날 수도 있는데 마그네슘 성분이 많은 제산제는 설사를 유발할 수 있고, 알루미늄 성분이 많은 제산제는 변비를 유발할 수 있다. 설사나 변비가 있다면 약을 복용하기 전에 성분을 확인하는 것이 좋다.

위산을 억제하는 3가지 약

염증과 궤양 치료에 대표적으로 사용되는 위산분비억제제는 위산을 분비하는 위 점막 세포의 활동을 억제해 속이 쓰릴 때 염증을 자극할 수 있는 과도한 위산 분비를 줄여주는 역할을 한다. 대표적인 약은 H2

수용체 차단제, 양성자펌프억제제, 칼륨 경쟁적 위산 분비억제제다. H2의 H는 히스타민(Histamine)의 약자로, 히스타민은 외부 자극이 있을 때 방어하기 위해 우리 몸에서 분비되는 유기질 중 하나다. 예를 들어 상처가 났을 때 통증을 느끼고 피부가 부어오르는 것이 히스타민의 작용이다. 위를 예로 들면 위에 음식물이 들어오면 위산이 분비되는데 이때 위산 분비를 조절하는 대표적인 물질이 히스타민이다. H2 수용체 차단제는 위벽세포의 H2 수용체를 차단해서 위산 분비를 억제하는 작용을 한다.

양성자펌프억제제는 위산 분비의 최종 단계인 양성자펌프에 결합하여 위산 분비를 차단하는 역할을 한다. 양성자펌프는 생체막을 중심으로 한편에서 다른 한편으로 양성자를 옮기는 단백질로 위산을 세포 밖으로 밀어내는 역할을 한다. 양성자펌프억제제는 약물 내성이 없고 복용을 중단해도 이틀 후까지는 위산 억제 효과가 지속된다. 칼륨 경쟁적 위산분비억제제 역시 양성자펌프를 차단함으로써 위산 분비 억제 효과를 나타낸다.

PART Ⅳ

흔하지만 치명적인 위암과 치료법

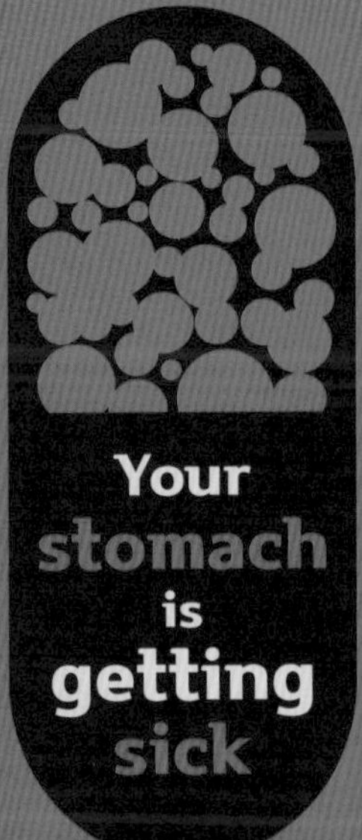

Chapter 11

건강한 사람도 위암에 걸린다

"암입니다."

가벼운 증상으로 병원을 찾은 환자에게 청천벽력과도 같은 한마디다. 이 한마디로 인해 환자와 그 가족의 삶은 180도 바뀌게 된다. '왜 하필 나인가?' '이제 좀 살 만해졌는데 암이라니' 등 온갖 생각과 감정이 복잡하게 얽힌다. 그만큼 암은 몸의 이상뿐 아니라 정신적으로도 큰 충격을 가져오는 질병이다. 특히 우리나라에서 위암은 오랫동안 발병률 1위였고, 이는 세계 1위이기도 하다. 국가별 위암 발생 순위를 보면 한국, 일본, 중국 등이 상위 순위를 차지하고 있는데 그중에서도 한국은 남녀 모두에서 1위를 기록하고 있다.

위암 발병률 세계 1위

짜고 맵고 자극적인 음식을 즐기는 문화 때문에 한국인의 위암 발병률은 계속 높은 상태로 유지되고, 그만큼 위암에 대한 관심도 높아지고 있다. 그렇다면 우리나라는 위암 발병률만 세계 1위일까? 다행스러운 것은 높은 발병률만큼이나, 위암의 치료 성적도 날로 좋아지고 있다는 것이다. 위암 5년 생존율을 보면 OECD 평균이 29.7%인 데 반해 우리나라는 그 2배가 넘는 68.9%를 보이고 있다. 그래서 위암은 예전에는 당연히 죽는 병으로 여겨졌지만 지금은 완치 가능한 질병으로 인식되고 있다. 그렇다고 해서 위암이 위험하지 않은 것은 아니다. 일찍 발견하지 못하면 주변 장기로 전이되어 항암치료도 힘든 상황이 되면 환자는 고통 속에 세상을 떠날 수밖에 없다.

위암은 가벼운 위염에서 시작해서 위축성 위염, 장상피화생, 이형성을 거쳐 단계적으로 발생하기도 하지만, 어느 날 갑자기 발견되기도 한다. 그만큼 단순하지 않은 질병이 암이다. 전한호 교수(일산병원 소화기내과)는 위암의 발생 과정에 대해 다음과 같이 이야기한다.

국가별 위암 발생 순위

단위: 10만 명당

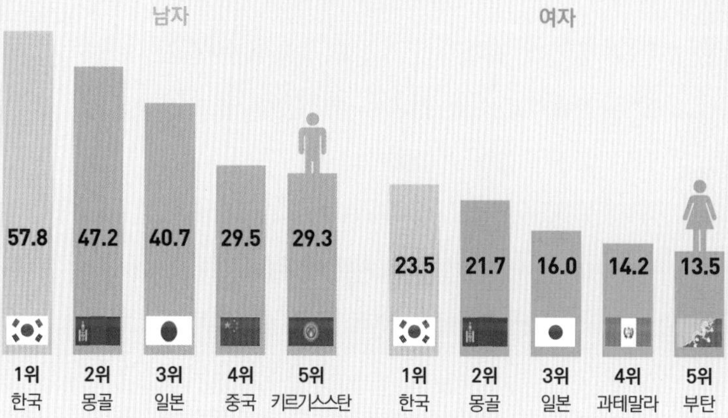

출처: 미국 암 연구협회(American Association for Cancer Research, 2018년)

주요 암 발생 현황

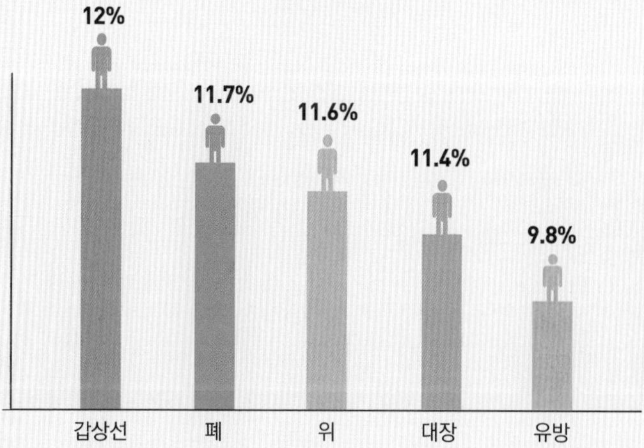

출처: 국가암정보센터(2019년)

"위암이 발생하는 과정은 매우 복잡합니다. 그중 하나가 만성 염증으로 장상피화생, 선종, 위선암이 되는 과정이고, 유전적인 요인도 중요하기 때문에 표재성 위염에서도 드물게 암이 발생할 수 있고 건강한 사람도 위암에 걸릴 수 있습니다."

건강관리를 해도,
건강검진을 해도 암은 생긴다

성칠현(58세, 남) 씨: 아무런 증상이 없었는데 5년 만에 받은 내시경 검사에서 위암 판정을 받았다. 그동안 운동도 꾸준히 해왔고 몸에 별다른 문제가 없었기에 누구보다 건강을 자신했던 그였다.

"매일 새벽에 일어나서 1시간 정도 둘레길이나 자전거 도로를 땀이 날 정도로 빠른 걸음으로 걷는 것을 2, 30년 동안 해왔거든요. 특별히 아파서 약 먹는 게 하나도 없었기 때문에 건강을 자신했습니다."

성칠현 씨는 위에서 십이지장으로 넘어가는 부분에 3~4cm 정도 되는 암이 발견되었다. 평소 증상이 전혀 없었기 때문에 병원을 늦게 찾게 된 것이다. 만약 증상이 있었더라면 암이 더 진행되기 전에 발견할 수 있었을 것이다. 성칠현 씨는 건강관리를 꾸준히 해왔고 별다른 불편 증상이 없어 암이 크는 줄 몰랐다고 한다.

그렇다면 원인은 무엇이었을까. 건강을 자신했던 성칠현 씨는 자신의 오랜 식습관에서 위암의 원인을 찾았다.

"자극성 있는 음식을 좋아하고, 특히 젓갈 종류를 많이 먹었습니다. 한 7시 반에서 8시 사이에 저녁을 먹으면 10시 정도 되면 소화가 다 됐겠구나 하고 잠을 잤는데 알고 보니 그게 아니었더라고요. 소화가 되지 않은 상태에서 잠든 거예요. 그렇게 3, 40년을 살아왔는데 그게 안 좋은 습관이라는 것을 이제야 알게 되었습니다."

이현기(68세, 남) 씨: 3년 전 위 내시경 검사에서 아무 이상이 없었고, 흔한 속쓰림 증상조차 없었다. 담배는 40여 년 전에, 술은 10년 전에 끊으며 건강관리를 해왔는데 최근 위 내시경 검사에서 암이 발견되었다. 1, 2년 사이에 암이 생긴 것이다.

암세포가 위에서 자라는 동안 어떻게 증상이 하나도 없었을까? 양한광 교수(서울대학교병원 위장관외과)는 이렇게 이야기한다.

"보통 위암이 있으면 증상이 있어야 하는 것 아니냐, 증상이 없는데 내가 왜 위암이냐, 하면서 놀라는 경우가 많습니다. 물론 조기위암일 때는 이해가 되죠. 그런데 심지어 4기 위암인데도 모르고 있다가 체중이 줄고 속이 쓰린 증상이 나타나 병원을 찾는 경우도 있습니다. 위암이 있다고 해서 반드시 증상이 있는 것은 아닙니다."

이호준(72세, 남) 씨: 2년 전에 위축성 위염 진단을 받고 꾸준히 관리하고 조심했지만 최근 검사에서 위암 진단을 받았다. 매년 위 내시경 검사를 해왔는데 왜 갑자기 암이 찾아왔는지 혼란스러웠다.

양한광 교수는 환자마다 암의 진행 속도가 다르기 때문이라고 이야기한다.

"2년에 한 번씩 국가에서 시행하는 건강검진을 하면 조기위암을 발견할 가능성이 80% 정도 됩니다. 그런데 매년 위 내시경 검사를 하면 암이 자랄 시간이 없으니까 조기위암 발견 가능성이 더 높아집니다. 그럼에도 100% 발견할 수 있는 것은 아닙니다. 즉 1%의 환자는 위암으로 진행하게 됩니다. 보통 1년 전에 내시경 검사를 했는데 왜 갑자기 암이 생겼을까, 왜 그때 발견하지 못했느냐고 하시는데 환자마다 암의 진행 속도가 상당히 다르게 나타납니다."

이처럼 위암은 초기에는 자각 증상이 거의 나타나지 않는다. 증상을 느끼더라도 소화불량이나 더부룩함 등 일상생활에서 자주 느끼는 증상과 비슷해 크게 신경을 쓰지 않는 경우가 대부분이다. 위암이 진행되면서 명치가 쓰리고 아프다, 소화가 잘 안 된다, 먹는 양이 줄었다, 밥맛이 없다 등과 같은 증상이 나타나지만 이 역시 위염이나 위궤양 증상과 비슷하고 소화제나 제산제를 먹으면 증상이 줄어들 수 있기 때문에 위암 발견이 늦어진다. 심지어 상복부에서 암 덩어리가 만져지는데도 모르고 있다가 병원을 찾는 경우도 있다.

서흥석(54세, 남) 씨: 처음 암을 발견했을 때는 췌장과 복막까지 전이가 된 상태였다. 좀 더 빨리 병원을 찾아야 했지만 말기가 될 때까지 위암은 별다른 증상이 없었다.

"어떤 통증 같은 것도 없었고 그냥 단지 가끔씩 소화가 좀 안 되는 정도였어요. 동네 약국에 가서 소화제를 사 먹는 정도였지 속이 쓰리거나 아프거나 하지는 않았어요."

4기인데도 자각 증상이 없었다는 것이 의아하지만 병원에서는 이런 경우를 종종 본다. 유완식 교수(경북대학교 의과대학 외과학교실)는 이렇게 이야기한다.

"일반적으로 이야기하면 위암은 초기에는 증상이 없는 경우가 대부분입니다. 그리고 위암이 상당히 진행했더라도 증상이 없는 경우도 있습니다. 증상이 있더라도 소화기 질환의 일반적인 증상과 다르지 않지요. 소화가 잘 안 된다든지, 윗배가 쓰리다든지, 식욕이 떨어졌다든지, 그러다 보니 사람들이 위나 십이지장에 염증이나 궤양이 있는 정도로 여기고 간과하는 수가 많아요. 그래서 우리나라처럼 위암이 많이 발생하는 나라에서는 조그만 증상이 있어도 적극적으로 검사해서 확인해볼 필요가 있습니다."

조기위암의 80퍼센트는 무증상이다

위암이 진행되면 괴사가 되면서 조금씩 피가 흘러나오는데 출혈량이 적으면 증상으로 나타나지 않는다. 그러다 출혈량이 많아지면 빈혈 증상을 느끼고, 피가 장으로 가서 흑색 변을 보거나, 위에 고여 있다 입으로 나오게 된다. 평소에 증상을 느꼈다면 그만큼 빨리 암을 발견할 수 있었겠지만 아무 증상이 없다가 갑자기 피를 토하고 흑변을 보면 그제야 심각성을 느끼고 병원을 찾게 되는 것이다. 조기위암의 80%가 무증상이

위암의 증상

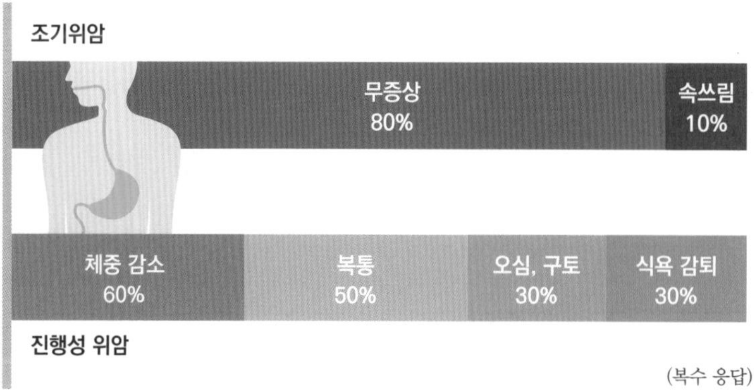

(복수 응답)

기 때문에 자각 증상에만 의존해서 건강 여부를 판단하지 말아야 한다.

국가 건강검진이 시행되면서 위암 환자의 조기 발견율과 완치율이 높아진 것이 사실이지만 그렇다고 위암이 위험하지 않은 병이라는 의미는 아니다. 모든 암 중에서 위암은 사망률이 4번째로 높고, 작은 암세포라도 위를 절반 이상 절제해야 하는 상황이 올 수 있는 병이기 때문이다. 위암에 대해 정확히 알고서 미리 예방하고, 국가건강검진을 통해 조기에 발견하고, 암이 생겼다면 적극적으로 치료하는 자세가 필요하다.

위암의 증상들

위암은 종양이 어느 정도 자라서 장기의 기능을 방해할 때까지는 자각 증상을 거의 일으키지 않는다. 그래서 위암은 전형적인 자각 증상이 없지만 일반적으로 알려진 증상은 다음과 같다.

- 소화가 잘 안 된다.
- 식사 후 속이 더부룩하다.

• 명치끝에 통증이 있다.

• 공복일 때 속이 쓰리다.

• 속이 메스껍고 구역질이 난다.

• 트림을 자주 한다.

• 입 안에서 역한 냄새가 난다.

• 토하는 횟수가 늘었다.

• 입맛이 없거나 변한다.

• 몸무게가 줄었다.

• 음식을 삼키기 힘들어졌다.

• 피를 토하거나 흑변을 본다.

• 배에서 덩어리가 만져진다.

• 평소보다 피로감을 많이 느낀다.

• 황달이 생겼다.

• 배에 혹 같은 게 만져진다.

• 배가 불러온다.

• 좌측 쇄골 위쪽에 멍울이 만져진다.

• 대변 보기가 힘들고 가스가 찬다.

• 자주 숨이 차다.

이상의 항목은 초기부터 말기까지 나타날 수 있

는 위암의 증상들이다. 대부분의 사람이 한두 가지 이상 경험했을 것이다. 이와 같은 증상이 반복되거나 그 기간이 길어지면 반드시 병원을 찾아 진단을 받아보는 것이 좋다.

Chapter 12

위에 생긴 악성 종양 — 위암

위암은 인체 장기 중 위에 생기는 악성 종양을 뜻한다. 종양은 우리 몸에서 스스로 자라나는 덩어리이다. 종양은 다시 악성 종양과 양성 종양으로 나뉜다. 악성 종양은 제거하지 않고 방치하면 점점 자라나 생명을 위협하는 종양이고, 양성 종양은 생명에 지장이 없는 종양이다. 그래서 몸에서 종양이 발견됐다고 해서 무조건 암은 아니다. 양성 종양 중에는 크기가 커져서 암으로 변하는 것도 있지만 그렇지 않은 경우도 있기 때문에 양성 종양으로 진단되었을 경우에는 모두 제거하지 않고 추적 관찰을 통해 크기 변화를 살핀다.

계속 분열하며 무한 증식하는 암세포

위에 생기는 악성 종양에는 위선암과 기질성 종양, 악성 림프종, 근육 육종 등이 있다. 이 중에서 위 점막에 생기는 위선암이 위암 환자의 90%를 차지할 정도로 가장 많다. 암세포는 정상 세포와 여러 면에서 다르다. 암세포는 정상 세포에 비해 그 모양이 규칙적이지 않고 크기도 크다. 정상 세포는 어느 정도 자라면 분열을 중단하고, 일부는 정해진 수명이 있어서 새로운 세포로 교체되기도 한다. 하지만 암세포는 계속 분열하면서 무한 증식하는 특성이 있다. 그래서 주변 조직을 뚫고 나가 복강 내 복막으로 퍼지고, 림프관을 따라 림프절로 옮겨가기도 한다.

암세포는 초기에는 정상조직 혈관에서 혈액을 공급받다가 어느 정도 성장하면 스스로 혈관을 만들어내어 급속도로 성장한다. 또한 암세포는 세포와 세포 사이 결속력이 약해서 조직에서 쉽게 떨어져 나와 다른 조직이나 혈관으로 이동한다. 정상적인 위 세포는 다른 장기에서 살 수 없지만 암세포는 다른 조직으로 퍼져나가서 성장을 거듭한다. 이렇게 암세포가 혈관을 침범하고 간, 골수 등 다른 장기와 전신으로 퍼져나가면 심한 경우 사망에 이르게 된다.

위암은 세포 모양에 따라 분화형 암과 미분화형 암으로 나뉜다. 분화는 세포나 조직이 미성숙한 상태에서 각각의 역할에 맞는 성숙한 상태로 변해가는 것을 말한다. 이에 반해 세포의 상태가 미성숙 단계에 머물러 있으면 미분화라고 한다. 분화형 암은 정상 세포에서 유래한 암세포가 원래의 세포 형태와 기능을 많이 유지하고 있는 암이다. 수술이나 시술 후 상대적으로 예후가 좋고 전이가 느리다는 특징이 있다. 반면 미분화 상태에서 복제되는 미분화형 암은 전이가 쉽고 수술 후 예후도 좋지 않다.

내시경으로 본 분화형 암과 미분화형 암

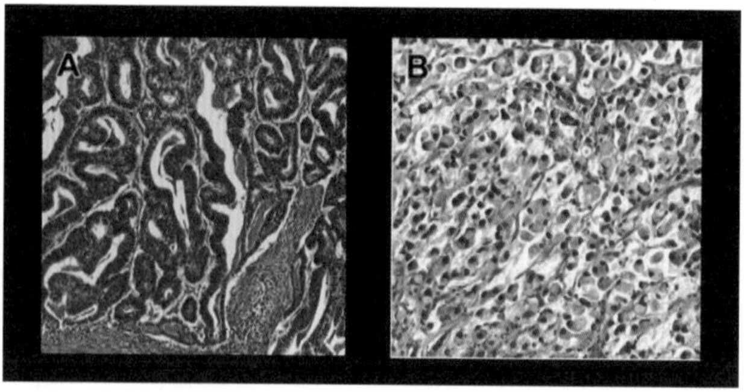

위암의 병기

암세포가 점막층과 점막하층에만 있으면 조기위암, 점막하층을 넘어 근육층과 장막하층 혹은 그 이상으로 침범한 경우는 진행성 위암이라고 한다. 보통 조기위암의 경우 별다른 치료를 하지 않으면 약 37개월 후 환자의 50%에서 진행성 위암이 발견된다는 보고가 있다. 위암의 병기는 진행 정도에 따라 1기에서 4기로 구분하는데 수술 후 조직검사 결과가 나와야 확실히 알 수 있다. 위암의 병기를 결정하는 요소는 암세포가 위벽에 어느 정도 깊게 침범해 있는지, 위 주변 림프절에 얼마나 전이되었는지, 다른 장기로의 전이가 있는지 등이다.

암세포의 위벽 침범 깊이를 T 병기로 나타내며 구분 기준은 다음과 같다. 숫자가 높을수록 진행이 많이 된 것이다.

- T1 : 위 점막 및 점막 아래층까지 침범
- T2 : 위벽의 근육층까지 침범
- T3 : 장막 아래층까지 침범

- T4a : 장막을 뚫고 나온 경우
- T4b : 주위 장기를 침범한 경우

암세포 전이가 있는 림프절 개수는 N 병기로 표기하는데 현미경 검사를 통해 전이가 있는 림프절의 개수를 알아낼 수 있다. 전이 림프절의 개수가 많을수록 병기도 높아지고 재발 위험이 높다. 다른 장기로 암세포가 전이된 경우는 M 병기로 나타난다. 위에서 멀리 떨어진 곳까지 전이가 되었을 경우에는 수술보다는 항암치료를 먼저 하게 된다. T 병기, N 병기, M 병기를 종합하여 1기부터 4기까지 병기를 정하게 된다.

조기위암은 림프절 전이와 관계 없이 T 병기만 1인 경우를 말하고, 진행성 위암은 T 병기가 2 이상인 경우를 말한다. 조기위암이어도 림프절 전이가 많으면 2기 이상이 되고, 위벽의 근육층까지 암세포가 침범한 T2인 경우에도 림프절 전이가 없으면 병기 1b로 진단한다. 따라서 조기위암이나 진행성 위암 같은 명칭보다는 TNM 병기가 위암의 진행 상태를 정확하게 표현하고 있는 것이다.

위암을 발견하고 병기를 알게 되면 대부분의 환

위암 병기의 구분

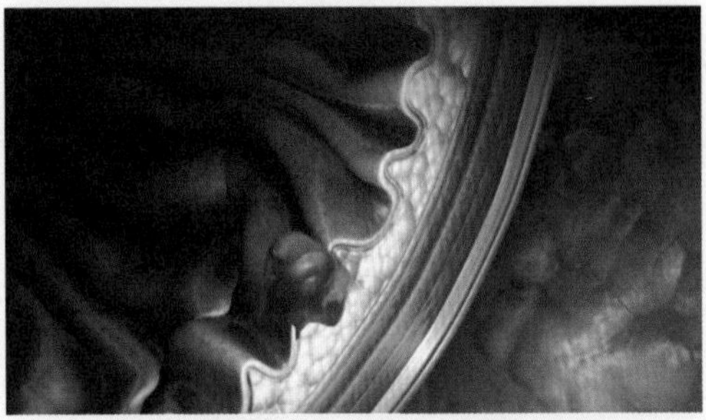

1기 : 암이 점막이나 점막하층에 국한되어 있고
림프절 전이가 없는 상태

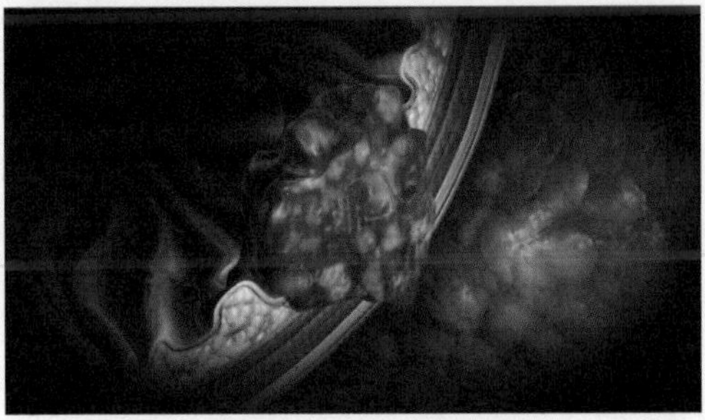

2~3기 : 암이 근육층, 장막하층, 장막층에 침습해 있거나
주위 림프절에 퍼져 있는 상태

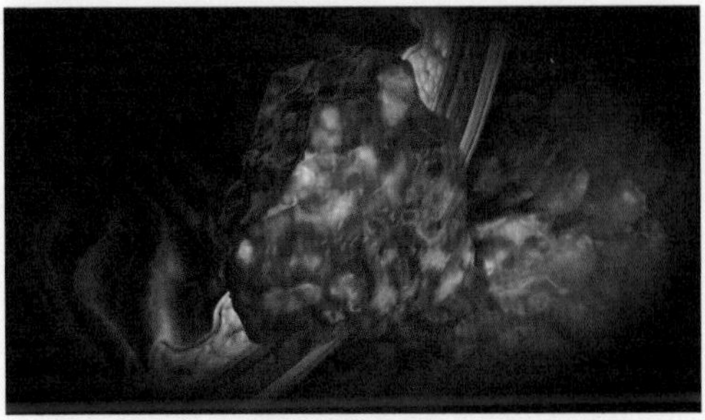

4기 : 암이 다른 장기(복막, 간, 폐 등)로 전이된 상태

자는 생존율을 궁금해한다. 물론 병기가 낮을수록 생존율이 높은 것은 사실이다. 그렇다고 병기에 따른 생존율이 모든 환자에게 맞아떨어지는 것은 아니다. 생존율은 그간의 치료 과정에서 나온 통계적 숫자일 뿐 절대적 수치는 아니기 때문에 병기를 진단받고 실망하기보다는 치료에 최선을 다해야 한다.

과거에는 모든 4기 암의 생존율이 낮은 수치였지만 최근에는 의학 기술의 발달로 위암 4기에서도 10%의 생존율을 보이고 있다. 지금까지 알려진 바로는 조기위암의 경우 완치율이 높고 2기는 70%, 3기에서는 50%의 완치율을 보이고 있다. 암 확진 후 5년 동안 생존하면 완치로 판단하는데 우리나라의 위암 완치율은 세계 최고 수준이다. 이는 국가건강검진으로 위암을 조기에 발견하고 치료할 수 있었기 때문이다.

Chapter 13

조기위암과 내시경 절제술

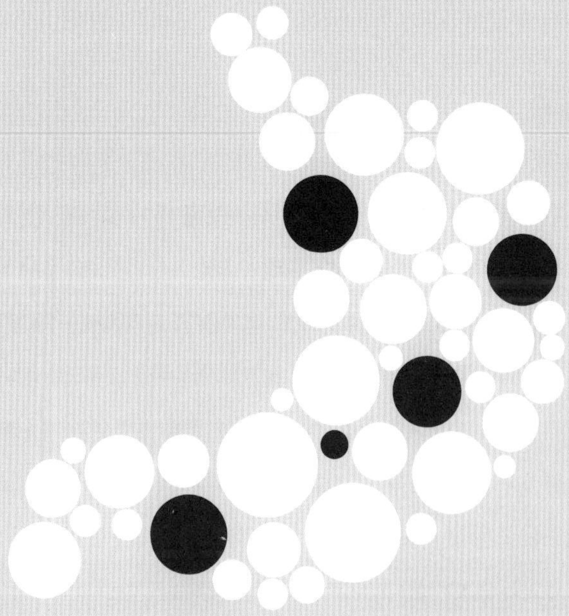

위에서 암세포가 발견되었다면 그 세포를 떼어내어 더 이상의 진행을 막아야 한다. 병기에 따라 수술법이 달라지는데 일반적으로 조기위암은 내시경 시술로, 그 이상의 병기에서는 외과적 수술로 암을 제거한다. 하지만 말기암이나 주변 조직으로 전이가 심해서 수술이 힘들 경우에는 항암치료를 먼저 한 후에 수술을 하기도 한다. 내시경 시술은 소화기내과에서, 외과적 수술은 위장관 외과나 일반 외과에서 진행하는데 환자의 상태에 따라 내과와 외과가 협진으로 수술을 하는 경우도 있다.

내시경 시술로 제거 가능한 암

조기위암이라고 해서 모두 내시경 시술을 할 수 있는 것은 아니다. 위 점막층에 국한돼 있고 궤양이 없다면 크기에 상관없이 시술을 할 수 있다. 또한 림프절 전이가 없을 것으로 예상이 될 때 가능한데 그 대상으로 절대 적응증과 확대 적응증이 있다. 절대 적응증은 림프절과 혈관에 암세포가 침범하지 않는 2cm 이하의 점막에 국한된 분화형 암이다. 국내 절대 적응증 환자가 내시경 절제술을 한 후 완치되는 확률은 95% 이상으로 알려져 있다.

확대 적응증은 궤양이 없고 크기가 2cm 이상인 분화형 점막암, 궤양이 없는 2cm 이하의 미분화형 점막암, 궤양이 있는 크기 3cm 미만인 분화형 점막암, 분화형 암이 점막하층까지 침투한 경우라면 깊이가 400μm 이하인 경우에 해당한다. 이때는 절대 적응증의 경우보다 좀더 세심하게 내시경 절제를 고려해야 한다. 확대 적응증이어도 내시경으로 깨끗이 제거가 되면 수술 치료와 비슷한 완치율을 보인다. 조기위암을 내시경 절제술로 치료했을 경우 약 15%에서 추가적인 수술이

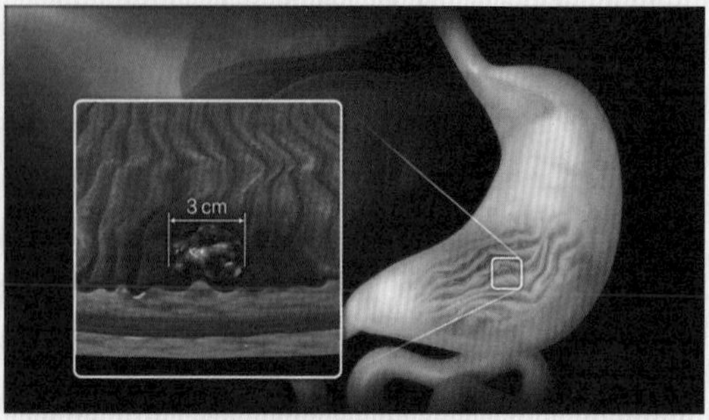

3cm 이하의 점막에 국한된 분화형 암

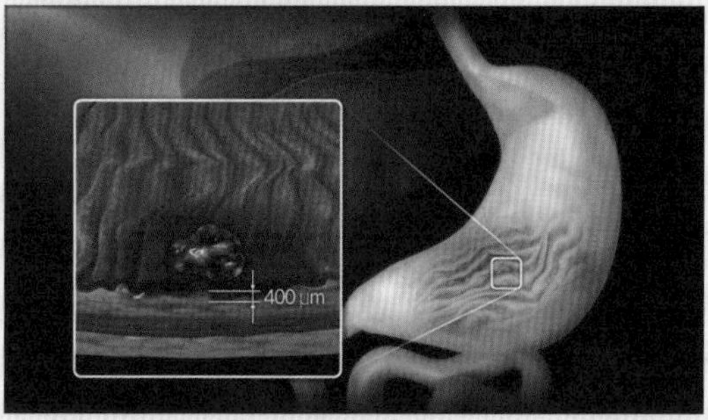

분화형 암이 점막하층까지 침투한 경우라면 깊이가
400μm 이하인 경우

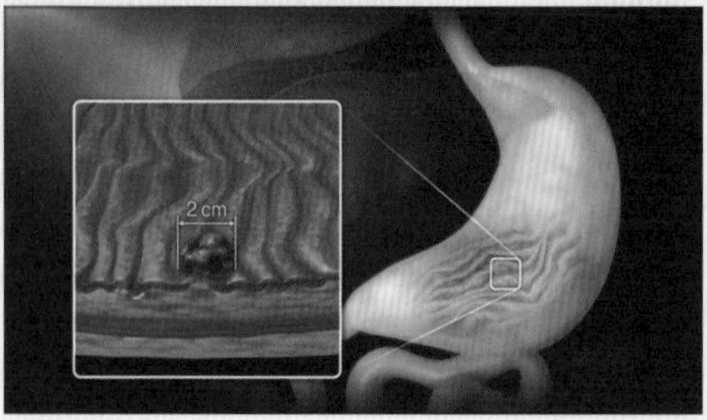

궤양이 없고 크기가 2cm 이상인 분화형 점막암

필요하고, 추가 수술 후 약 5%에서 재발이 나타나는 것으로 보고되고 있다.

우리가 건강검진에서 받는 일반 내시경으로는 위염이나 위궤양 혹은 용종 등을 육안으로 확인할 수 있다. 위염이 생기면 위 점막에 변화가 오기 때문에 쉽게 구분이 가능하지만 일반 내시경으로는 점막 손상의 깊이를 알 수 없다. 이를 위해 필요한 것이 초음파 내시경 검사다. 내시경 끝에 초음파 진동자를 부착하여 주변 장기로 초음파를 보내 손상 유무를 알아내는 검사다. 내시경 초음파 검사 결과 점막층에만 암이 있다면 내시경 절제술로 암을 치료한다.

내시경 절제술은 수술이 아니기 때문에 전신마취를 하지 않고 수면 내시경 검사와 같은 상황에서 시술한다. 암세포가 있는 점막층을 포함하여 점막하층까지만 떼어내는 것이어서 시술 후 2~3일 후면 일상생활이 가능하다. 가장 큰 장점은 위의 기능을 충분히 살릴 수 있기 때문에 삶의 질 측면에서 위암 진단 전과 같은 생활을 할 수 있다는 것이다. 외과적 수술에 비해 치료가 간단하지만 출혈의 위험이 있고 안정이 필요해 2~3일 정도 입원하게 된다.

내시경 절제술로 치료 가능한 환자는 전체 위암 환자의 20~30%인데, 아무 증상이 없는 상태에서 건강검진을 통해 위암을 발견한 경우가 대부분이다. 시술 후 떼어낸 조직은 병리과에 보내져 조직검사를 하게 된다. 암세포의 침윤 정도나 림프관 혹은 혈관 침범 등은 절제 후에만 확실하게 알 수 있기 때문이다. 검사 결과 암이 점막층에만 있는 것이 확인되면 암과 관련된 치료가 끝나지만 암세포가 점막하층이나 떼어낸 점막의 가장자리까지 퍼져 있다면 다시 시술을 하거나 수술을 하게 된다. 내시경 절제술 후에는 3~6개월 간격으로 내시경 검사를 해야 한다. 혹시 암세포를 떼어낸 부위에 남아 있는 암세포가 없는지 관찰해서 재발을 막기 위해서다.

내시경 절제술 시술 과정

김석길(73세, 남) 씨: 2년마다 한 번씩 위 내시경 검사를 받아왔다. 보통 연초에 내시경 검사를 했는데 차일피일 미루다 10월을 넘기고서야 받은 건강검진에서 위암을 발견하였다. 김석길 씨는 서둘러 외과를 찾았다.

형우진 교수(세브란스병원 위장관외과)는 김석길 씨에게 내시경 치료를 권유하였다.

"정말로 빨리 암이 발견된 경우입니다. 이건 수술을 할 게 아니고 내시경 치료를 하면 돼요. 아주 초기인 상황입니다. 내시경 사진에서 보면 조기위암인데 조직검사에서 세포의 형태도 별로 나쁜 것 같지 않고 크기도 작아 보여요. 내시경으로 충분히 치료할 수 있는 상황입니다. 소화기내과 선생님을 만나시는 게 좋을 것 같습니다."

김석길 씨는 형우진 교수의 조언대로 소화기내과를 찾아 이용찬 교수를 만났다. 이용찬 교수는 김석길 씨의 상태에 대해 자세히 이야기하였다.

"김석길 씨는 위에서 십이지장으로 넘어가는 입구 바로 옆에 조그맣게 혹이 있어요. 병변은 크지 않아서 1cm 정도 되는데 다른 병원에서 이상 소견이 있다고 한 부분입니다. 조직검사에서는 암이 의심된다고 나왔어요. 그래서 내시경 초음파와 내시경 조직검사를 다시 한 번 해서 확진을 해야 하고 어떻게 치료해야 하는지도 결정해야 합니다."

김석길 씨의 경우 암세포가 점막층에만 있었고,

내시경 절제술 사진

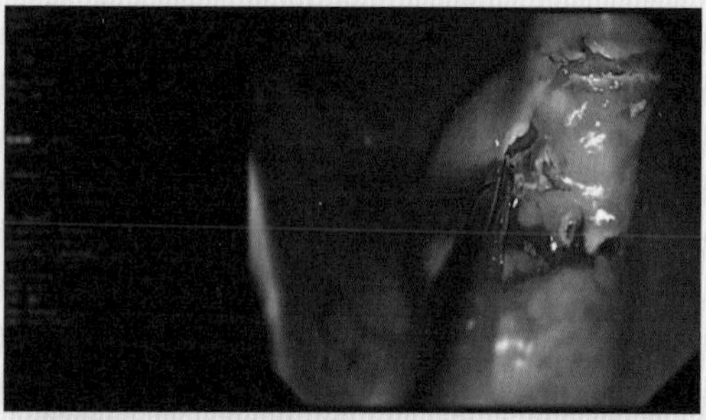

주사침으로 암 부위의 점막에 생리식염수 주입 후 병변 부위 부풀리기

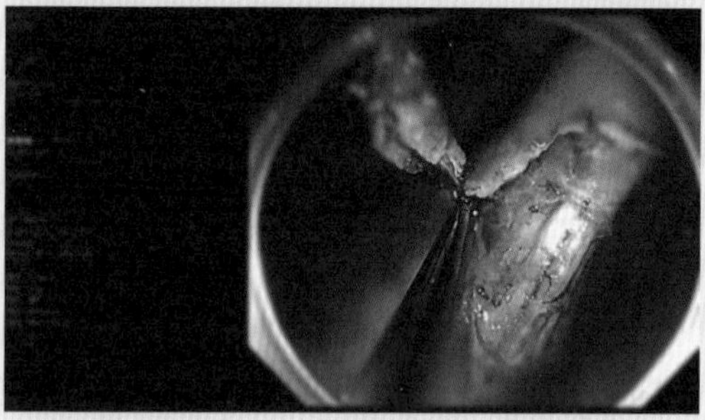

전기 소작기가 달린 기구로 암 점막 부위 떼어내기

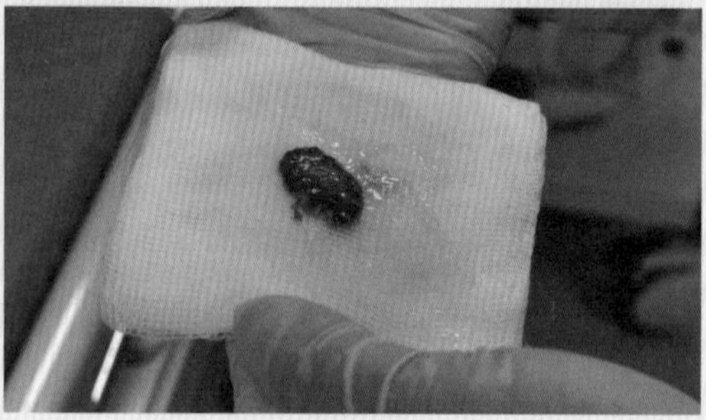

떼어낸 조직

점막하층의 상태도 좋아 보인 데다 굵은 혈관도 보이지 않아서 내시경 시술을 할 수 있었다.

내시경 치료는 일반 위 내시경과 같이 내시경을 위 안으로 넣은 상태에서 시작된다. 시술이 시작되면 먼저 주사침을 통해 암이 있는 부위의 주변 점막에 생리식염수를 주입한다. 이를 통해 병변 부위를 살짝 부풀린 다음 전기 소작기가 달린 기구를 이용해서 암이 있는 점막 부위를 넓고 얇게 떼어낸 후 조심스레 내시경 도구와 함께 밖으로 꺼낸다.

김석길 씨의 경우 암의 크기는 1cm였지만 주변부를 포함하여 대략 3.5cm 정도를 잘라내었다. 이 정도 자르면 위궤양이 너무 커져서 문제가 생기지 않을까 걱정할 수 있는데 그렇지 않다. 보통 한 달만 지나면 거의 90% 이상 점막이 재생되어 문제가 생기지 않는다. 내시경 시술은 위 내부의 좁은 공간에서 암을 찾아내고 또 잘라내기 때문에 정교한 손놀림이 중요하게 작용한다.

Chapter 14

진행성 위암과 위 절제술

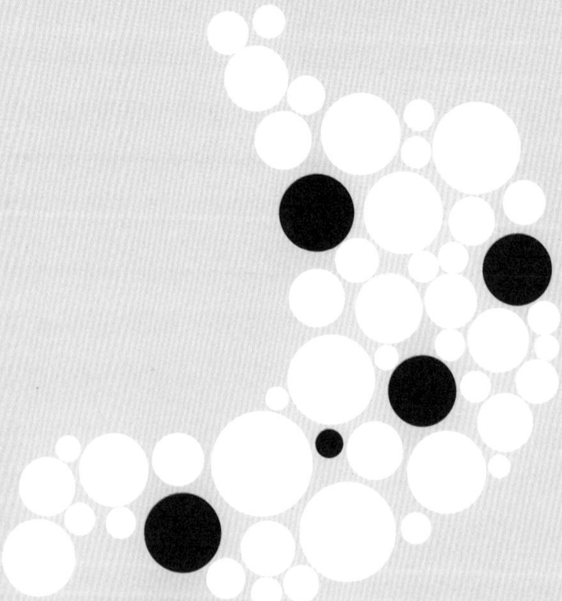

암이 점막층을 넘어 아래쪽으로 깊이 들어가 있으면 외과 수술로 위를 잘라내야 한다. 위 절제술은 암세포를 포함한 위의 상당 부분과 주변 림프절을 절제하여 암이 확산되고 재발되는 것을 막기 위한 수술이다. 따라서 암을 확실히 제거하면서 위의 기능을 살리는 것을 목표로 진행된다. 위암 환자가 100명이라고 하면 보통 50~60명은 외과적 치료, 즉 수술을 하게 되고, 20~30명은 내시경 절제술을 하게 된다. 수술하는 환자의 70%는 위암 1기에 해당한다. 암을 조기에 발견해서 빨리 수술하는 70%의 환자에게는 수술이 쉬운 일이 되겠지만 어떤 암이라도 늦게 발견되면 같은 단계를 밟게 된다. 암 환자의 상태는 계단식으로 나빠지는 것도 아니고, 서서히 나빠지는 것도 아니다. 한동안 괜찮다가도 어느 순간 갑자기 나빠져서 사망에 이르기도 한다.

위 절제의 기준과 범위의 설정

위를 어느 정도 절제하느냐에 따라 환자의 삶의 질이 달라진다. 그래서 위암은 병기도 중요하지만 발생 위치도 중요하다. 위의 절제 범위는 암의 위치와 크기, 깊이에 따라 결정되는데 진행성 위암의 경우 암세포가 있는 부위보다 더 넓게 잘라낸다. 수술 방법에는 유문 보존 위 절제술, 상부(근위부) 위 절제술, 위아전절제술, 위전절제술, 국소 절제술, 하부 절제술 등이 있다. 위 절제술은 암이 위에서 가까운 림프절까지 퍼진 경우에만 가능한 수술이다. 위 주변 림프절을 넘어 다른 장기까지 전이된 경우라면 수술이 힘들어진다. 우리나라에서는 위아전절제술과 위전절제술이 가장 많이 행해지고 있다.

위아전절제술은 위의 아래쪽을 잘라내는 수술이다. 우리나라 위암 환자의 50% 이상은 암이 위 아래쪽에 위치해 있어서 위의 아래쪽을 3분의 2 정도 잘라내는 수술을 한다. 절제 후 남은 위는 십이지장이나 소장에 연결한다. 암이 위 전체에 넓게 퍼져 있거나 위 상부에 있으면 위 전체를 잘라내고 식도와 소장을 연결한다. 양두현 교수(전북대학교 의과대학 소화기외과교실)는 위아전절제술과 같은 부분 절제술의 장점을 다음과 같이 이야기한다.

“부분 절제술의 장점은 수술 후 식사를 할 때 설사하는 경우나 구역질, 복통과 같은 증상이 적다는 것입니다. 수술 후 나타나는 체중 감소와 합병증도 훨씬 적습니다. 철분 감소에 의한 빈혈, 칼슘이 흡수가 되지 않아 생기는 골다공증도 적게 나타납니다. 그래서 위를 자를 때 가능하면 많이 남기려고 하고, 절단 부위를 떼서 조직검사를 해서 암이 있는지 없는지 확인한 다음 가능하면 암에서부터 짧은 거리에서 위를 절제하려고 노력합니다.”

위 전체를 잘라내는 것을 위전절제술이라고 하는데 조기위암이라도 위 전체를 잘라내야 하는 경우가 있다. 위 중심부에 종양이 넓게 퍼져 있어 위가 너무 작게 남는 경우, 위의 상부에 암이 있는 경우이다. 이때 기술적으로는 아래쪽 위를 충분히 살려둘 수도 있지만, 수술 후에 위산이 역류해서 환자의 고통이 커지기 때문에 위 전체를 잘라내게 된다. 하지만 최근에는 위의 상부만을 절제하고 식도와 소장, 소장과 위를 연결하고 소장과 소장을 연결하는 이중통로문합술을 이용하는 위 상부 절제술을 하기도 한다.

위를 절제한 후에는 남아 있는 위와 소장, 또는 식도와 소장을 연결하는 재건 수술을 하게 된다. 재건 수술은 문합술이라고도 하는데 신체 내부에 있는 장기를 서로 단단하게 연결하는 수술법이다. 최근에는 원형 자동문합기를 사용해 바늘과 실로 꿰매지 않고 자동으로 식도와 소장을 이어주고 있다. 수술 부위로 음식물이 새는 것을 막는 데 효과적이다. 음식물 유출이 생기면 아무리 수술이 성공적이어도 환자는 생사의 기로에

위아전절제술 후 3가지 문합 방법

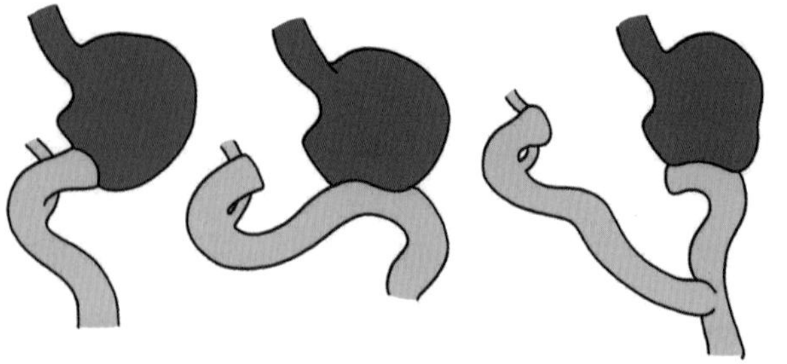

빌로스 I　　빌로스 II　　루와이 문합법

놓이게 된다.

위아전절제술 후에는 주로 3가지 방법의 문합술을 시행한다. 위와 십이지장을 연결하는 빌로스 I, 위와 소장을 연결하는 빌로스 II, 소장의 아랫부분을 끌어올려 위와 문합하는 루와이 문합법이다.

위와 십이지장을 연결하는 빌로스 I은 정상적인 음식물 소화 과정이 이루어지기 때문에 음식물 통과, 담즙 분비, 소화 흡수 측면에서 효과적이다. 반면 빌로스 II는 담즙이 내려오는 길이 위-소장 문합부를 지나

위전절제술 후 문합 방법

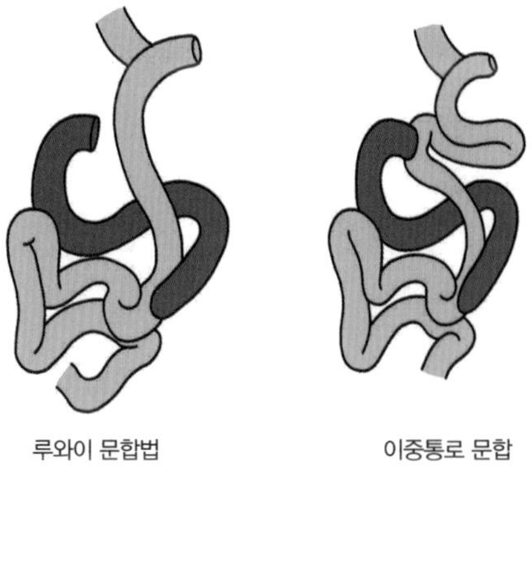

루와이 문합법 이중통로 문합

기 때문에 담즙 역류에 의한 위염이 생길 우려가 있다. 루와이 문합법은 십이지장에서 멀리 떨어진 소장을 잘라 위와 연결하고 담즙이 내려오는 길을 소장과 연결하기 때문에 담즙 역류의 위험이 줄어든다.

위전절제술 후에는 식도와 소장을 직접 연결하는 수술을 한다. 여기에는 루와이 문합과 이중통로 문합이 있다. 루와이 문합은 십이지장에서 멀리 떨어진 소장을 식도 부분에 연결하고 십이지장은 문합한 채 놔두는 것이다. 이중통로 문합은 십이지장에서 멀리 떨어진 소장을 식도 부분에 연결한 후 남은 십이지장을 다시 소장에 연결하는 방법이다.

수술 방법, 개복-복강경-로봇

수술 방법은 개복 수술과 복강경 수술, 로봇 수술로 나뉜다. 과거에는 수술 시 시야 확보를 위해 개복 수술을 많이 했지만 최근에는 의료 장비의 발달로 복강경 수술이나 로봇 수술이 많이 행해지고 있다. 복강경 수술은 조기위암에서 절제 범위가 크지 않은 환자에게 많이 사용된다. 배에 5~12mm 정도의 구멍 4~5개 정도

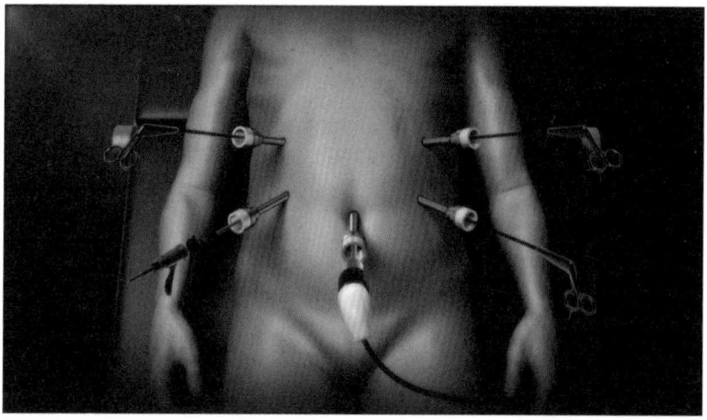

복강경 수술 모습

를 뚫고 수술 기구를 넣어 위를 절제하는 수술로 최근에는 최신 카메라를 부착한 복강경을 활용하여 넓은 시야를 확보한 상황에서 수술할 수 있게 되었다. 복강경 수술은 복부에 큰 상처를 내지 않아 출혈이 적고 환자의 통증도 적으며 회복이 빠른 것이 장점이다. 또한 배에 수술 자국이 크게 남지 않기 때문에 미용 면에서도 좋은 반응을 얻고 있다. 우리나라에서 복강경 수술은 1995년에 처음 시작되었는데 그동안 3차원 영상의 도입, 정교한 수술 도구의 개발과 의료진의 뛰어난 술기 덕분에 위암 치료 성적을 높이고 있다. 특히 조기위암의 부분 절제는 복강경 수술이 표준 치료가 되었다.

로봇 수술은 복강경 수술의 단점을 보완한 수술이다. 복강경 수술에 사용되는 기구가 직선형인 데 반해 로봇 수술은 사람 손목처럼 관절이 있는 기구를 복강에 집어넣고 원격으로 수술하는 방법이다. 복강경 수술은 대개 2차원 화면을 보고 수술하지만 로봇 수술은 3차원 복강경으로 복강 내부를 10배까지 확대해서 입체적으로 볼 수 있어 좀 더 정교한 수술이 가능하다. 하지만 개복 수술이나 복강경 수술에 비해 비용이 비싼 것이 단점이다. 복강경 수술이나 로봇 수술을 하더라도 수술 중 출혈이 많고 암세포가 넓게 퍼져 있을 경우, 복강 내 유착이 있을 때는 바로 개복 수술로 전환한다.

위암 수술에서는 위를 절제하는 과정에서 위 속에 있는 위액이나 내용물 등이 복강 안으로 흐르지 않도록 주의를 기울여야 한다. 또한 사람마다 위의 모양과 혈관의 분포가 다르기 때문에 위를 절제하고 연결하는 문합 과정에서 주변 혈관이 손상되지 않도록 잘 살펴야 한다.

그렇다면 위암은 위의 일부나 전체를 잘라내면 모두 치료가 가능한 것일까? 안타깝게도 모든 위암을 수술로 치료할 수 있는 것은 아니다. 암세포가 특정 구역에만 있을 때는 주변부를 넓게 제거하는 수술을 하는데 그렇게 수술했을 때 완치할 수 있다고 보는 것이 3기까지다. 암세포가 위벽을 뚫고 복막으로 퍼지거나 혈관을 통해 전신으로 퍼져나가는 4기에 이르면 수술보다 항암치료를 먼저 하는 것이 원칙이다.

위암 수술은 환자의 생명과 관련된 문제이기도 하지만 완치되고 난 후 오랜 기간을 살아야 하기 때문에 삶의 질을 높일 수 있는 수술법이 중요하다. 그렇기에 의료진은 끊임없이 연구를 하고 있고, 그런 연구와 노력 덕분에 많은 환자가 삶의 희망을 갖게 된다.

복강경을 이용한 위전절제술 연구, 클라스-06

최근에는 복강경 수술의 범위를 위전절제술에까지 확장시키는 연구가 이루어지고 있다. 진행성 위암의 전절제는 개복 수술이 교과서적인 방법이지만, 이를 복강경으로 하기 위해 의료진은 클라스-06(KLASS-06)이라는 연구를 시작했다. 형우진 교수는 이 연구를 이렇게 설명했다.

"클라스-06은 복강경으로 위 전체를 절제하는 수술을 할 때 안전하면서 생존율을 높일 수 있는 방법을 연구하는 것입니다. 이 연구가 진행되면 위전절제를 복강경으로 해도 괜찮은 것인지 아닌지에 대한 결론이 나올 것입니다. 일부 병원에서 복강경 수술이 개복 수술과 동일한 안전성과 생존율을 보이고 있다고 이야기하고 있지만, 확실한 근거가 되지는 못하거든요. 현재까지 제대로 된 연구가 없어서 한국에서 먼저 시작을 하게 되었습니다. 우리나라의 위암 치료법은 세계 최고이기 때문에 우리나라에서 근거를 만들면 그것이 곧 세계 표준이 된다고 할 수 있습니다. 현재 외과 의사 중에서 이런 수술을 잘할 수 있는 20여 분이 임상 연구를 하고 있습니다."

김장권(73세, 남) 씨: 건강검진에서 위암을 발견하였다. 김장권 씨의 암은 식도의 경계 부분에서 약 2cm 떨어진 곳에 위치해 있다. 크기는 약 2cm 정도로 내시경 초음파 결과 암이 점막을 벗어나 근육층까지 침범한 데다 림프절 전이가 의심되는 진행성 위암으로 전절제가 필요한 상황이었다. 아무 증상이 없었는데 위암 진단을 받은 것도 황당하지만 위 전체를 전부 들어내야 한다고 하니 김장권 씨 부부는 큰 충격을 받았다.

"전혀 자각 증상이 없었습니다. 주변에서 몸이 수척해졌다고 이야기하긴 해도 대수롭지 않게 넘겼어요. 평상시에 과식을 하지도 않았고 군것질도 안 했는데 위암이라고 해서 처음에는 거짓말인 줄 알았습니다."

김장권 씨는 클라스-06 임상 연구에 동의를 한 상황이다. 먼저 복강경으로 배 안을 들여다보고 복막 전이가 있는지 확인하게 된다. 복막 전이가 없으면 절제를 복강경으로 할 것인지 개복 수술을 할 것인지 결정하게 된다. 이는 임상연구센터에서 무작위로 배정한다. 복강경 수술을 할 수도 있고 개복 수술을 할 수도 있기 때문에 두 가지 수술을 모두 준비하고 기다린다. 다행히 김장권 씨는 복막 전이가 없어서 수술을 할 수 있게 되었는데 수술법은 복강경으로 결정되었다.

위암 수술에서 제일 중요한 림프절 절제

이진석(78세, 남) 씨: 위암 수술을 받기 위해 미국에서 한국으로 왔다. 이진석 씨의 암은 식도에서 가까운 곳에 자리하고 있었는데 종양 덩어리는 6cm로 컸지만 다행이 깊이는 깊지 않았다.

이진석 씨의 수술은 양한광 교수(서울대학교병원 위장관외과)가 맡았다. 환자가 고령이다 보니 수술 후 합병증이 생기지 않도록 림프절 절제를 정확히 해야 한다. 위 절제술을 할 때는 전이 가능성이 높은 림프관과 림프절을 잘 찾아서 떼어내는 것이 중요하다. 암이 위 점막에서부터 침윤해 들어가면 림프관과 연결되는데 주변 림프절을 통해 암이 퍼지기 때문이다. 그래서 양한광 교수팀은 형광림프 조영술을 이진석 씨의 수술에 적용했다.

수술 시 마취 후에 위 내시경으로 위벽 안쪽에 인도시아닌 그린이라는 형광물질을 여러 구역에 주사한다. 그러면 형광물질이 림프관을 따라 퍼져나가 림프관 및 림프절들을 차례로 형광색으로 물들인다. 근적외선 카메라로 보면 이 형광물질들이 또렷이 잘 보이기 때문에 전이가 의심되는 림프절들을 떼어낼 수 있다. 과거에는 눈으로 보이는 화면과 근적외선 카메라 화면을 따로따로 봐야 했는데 기술이 발달해 두 화면을 동시에 투영해 볼 수 있게 된 것이다.

의료용 형광물질을 이용한 수술

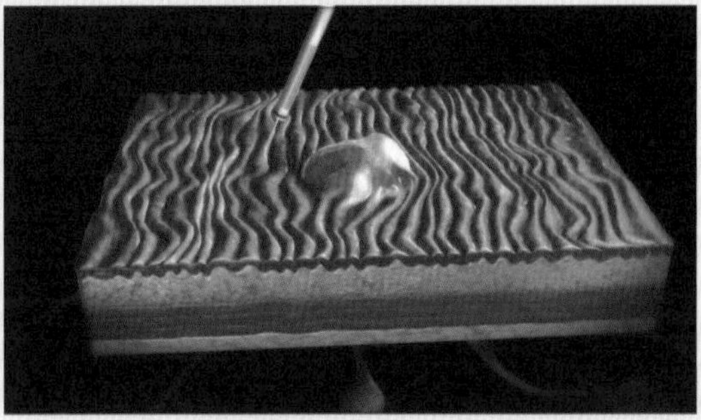

위벽 안쪽에 형광물질을 주사한다

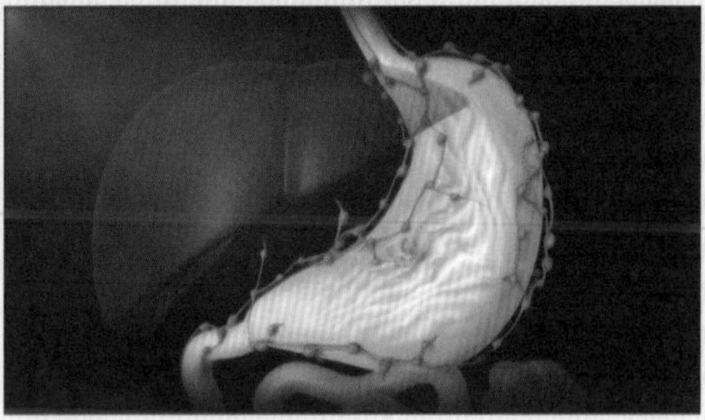

림프관과 림프절들이 형광색으로 물든다

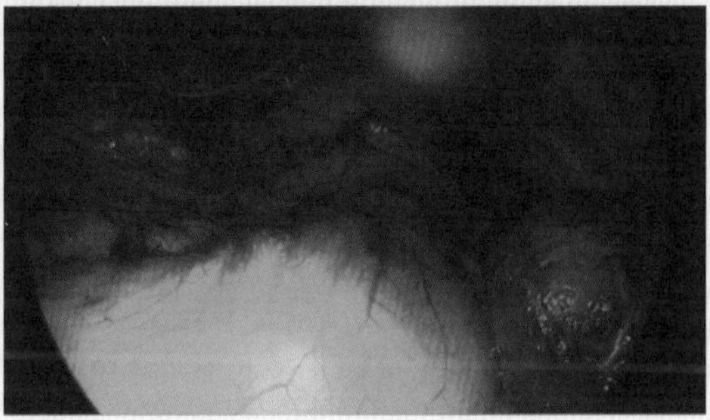

근적외선 카메라로 보면 형광색으로 물든 림프관과 림프절이 보인다

양한광 교수는 의료용 형광물질을 사용하는 수술에 대해 이렇게 이야기한다.

"우리가 자동차 주차를 할 때 후방카메라를 이용하면 좀 더 편안하게 할 수 있잖아요. 그것과 마찬가지 원리입니다. 위 절제술을 할 때는 위 바로 밑에는 췌장과 간, 비장으로 가는 혈관들이 있기 때문에 이런 혈관들과 췌장을 건드리지 않으면서 선택적으로 림프관과 림프절을 제거해야 합니다. 이때 의료용 형광물질이 매우 유용합니다."

양한광 교수는 복강경을 통해 형광물질이 안내하는 대로 정확하게 림프절들을 절제한 후 위 절제에 들어갔다. 암이 있는 부위를 잘라내고 십이지장과 남아 있는 위 부위를 연결해준다. 이진석 씨의 경우 림프절 절제가 정확하게 이루어져서 출혈이 크지 않고 혈관도 크게 다친 곳이 없었다. 복부를 5cm 절개해 잘라낸 위의 일부를 꺼내면 수술이 마무리된다.

형광물질을 사용해서 하는 수술은 특히 서양 의사들이 많은 관심을 보이고 있다. 서양은 위암 수술에 대한 경험이 적은데, 형광물질을 사용하면 림프절을 정확하게 잘 볼 수 있어서 림프절 절제에 많은 도움을 받을 수 있다. 환자의 배를 열지 않고도 육안으로는 보이지 않던 림프절들을 세세하게 잘라낼 수 있다는 것이 이 수술의 가장 주목할 만한 부분이다.

위 전체를 절제해야 하는 1기 위암

박태희(65세, 남) 씨: 림프절 전이가 의심되는 진행성 위암을 진단받았다. 6년 전 아내를 폐암으로 떠나보내고 혼자 살던 박태희 씨에게 위암 진단은 슬프고 안타까운 소식이었다.

박태희 씨의 수술을 맡은 유완식 교수(경북대학교 의과대학 외과학교실)는 암의 상태를 자세히 설명한다.

"식도에서 위로 들어오는 곳에 나쁜 놈이 있습니다. 없애야 하니까 위와 함께 주위에 있는 림프절까지 청소를 할 것입니다. 식도하고 소장하고 바로 연결을 할 텐데 위가 없으면 밥을 어떻게 먹나 싶으시죠? 잘 먹습니다. 걱정하지 마십시오."

박태희 씨의 경우 위 상부에 2cm 크기의 암이 있다. 암이 식도 쪽 가까이에 있을 땐 위를 통째로 잘라내는 것이 일반적인 수술법이다. 환자 입장에서는 위암 1기인데 왜 위 전체를 잘라내야 하느냐는 의문을 가질 수 있다. 물론 암이 있는 위 상부만 잘라낼 수도 있지만 수술 후 오히려 환자가 불편해할 수 있다. 위산이 식도로 역류하는 것을 막는 위상부 괄약근이 잘려나가기 때문에 위산이나 음식물이 식도로 역류할 수 있어 수술 후 삶의 질을 떨어뜨리게 된다. 그러다 보면 음식물이 위에 고일 수도 있고 문합 부위가 좁아져서 음식을 다 못 먹고 토하는 경우도 생긴다. 이런 현상을 막기 위해서는 위를 다 떼어내는 것이 환자 입장에서 더 좋다.

수술이 시작되면 위와 위 아래쪽에 있는 십이지장을 분리한다. 이때 주변에 퍼져 있는 림프절도 함께 절제한다. 그다음 위와 위 상부에 있는 식도를 분리한다. 위의 내용물이 새지 않도록 집게로 잘 고정한 후 조심스럽게 잘라내면 위 전체가 빠져나온다. 암은 2cm 크기였지만 위는 모두 잘려 나왔다.

이제 남은 것은 남아 있는 장기를 서로 연결해주는 것이다. 먼저 소장을 자른다. 소장을 끌어올려 위 대신 사용하기 위해서다. 소장을 자를 때는 자동 문합기를 사용하는데 이는 절제와 봉합을 동시에 할 수 있

위전절제술 과정

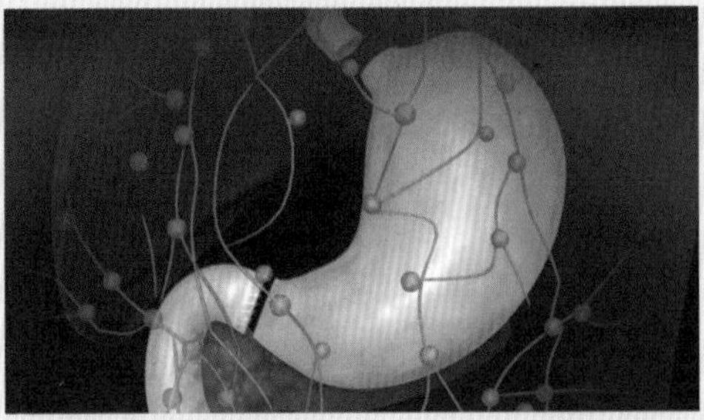

위의 림프절을 청소한 후 십이지장을 자르고 식도를 잘라
위 전체와 림프절을 한 덩어리로 떼어낸다

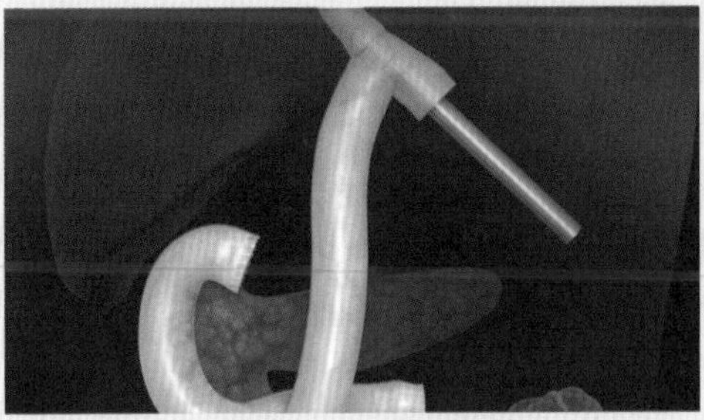

소장을 절단하여 한쪽 끝을 끌어올려 자동 봉합 기기로
남아 있는 식도와 연결한다

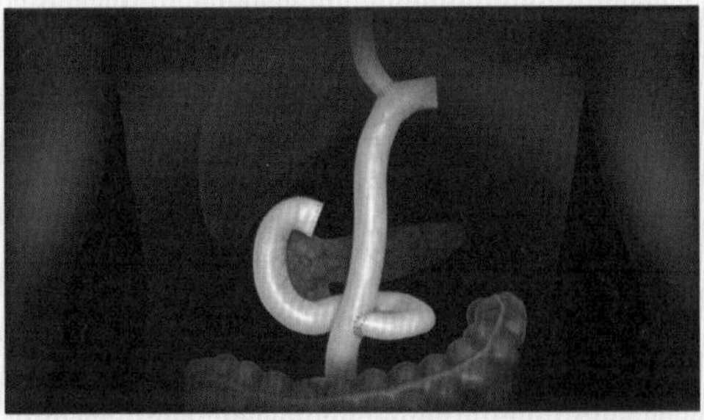

아래쪽 소장에 절단한 소장의 다른 끝을 꿰매어 연결해준다

는 의료기구다. 이때 좀 더 안전하게 수술하기 위해 절제 부위를 한 번 더 손으로 꿰맨다. 다음은 소장을 식도와 연결해야 하는데 이때는 소장에 수술 기기를 넣어 식도의 입구 쪽으로 밀어 넣는다. 식도와 소장이 연결되면 자동으로 꿰매진다. 마찬가지로 식도와 소장을 다시 한 번 손바느질로 연결해주고 나면 수술은 마무리 단계에 이른다. 앞으로는 잘려나간 위 대신 소장이 역할을 대신하게 된다.

수술을 받은 지 보름 후 박태희 씨는 병원을 찾아 조직검사 최종 결과를 들었다. 수술을 통해 림프절 75개를 골라냈는데 그중에 암세포는 없었다. 항암치료는 1기 위암이기 때문에 하지 않아도 된다. 수술 전 림프절 전이를 의심했지만 다행히 암은 위에 국한돼 있었다. 림프절 전이가 없는 조기위암의 경우 완치율은 95% 이상이다.

림프절 전이가 의심되는 조기위암 환자의 로봇 수술

어떤 암이든 치료 성적을 높이려면 수술 후 재발이 되

지 않아야 하는데 그 열쇠가 바로 림프절이다. 암이 위에 국한된 1기의 초기 위암일 경우 95% 이상의 높은 생존율을 보이지만 위 주변 조직이나 림프절로 전이된 경우 생존율은 60%대로 낮아진다.

이수형(68세, 남) 씨: 이수형 씨의 암은 식도에서 약 3cm 떨어진 곳에 있으며 크기는 1.5cm 정도이다. 내시경 시술로 치료하기를 바랐지만 수술로 결정되었다. 암이 점막을 지나 점막하층까지 침범한 상태라 조기위암이지만 내시경 치료가 불가능하다. 암의 위치가 위 상부라 위의 위쪽만 잘라내는 부분 절제술을 계획하고 있다.

수술 하루 전날 내시경을 이용해 특수 형광물질을 암이 있는 주변에 주입해서 암의 위치와 전이 가능성이 있는 림프절을 표시한다. 그다음 색소 때문에 놓치기 쉬운 암세포의 정확한 위치를 표시하기 위해 클립을 꽂아둔다. 형우진 교수(세브란스병원 위장관외과)가 형광물질을 주입하는 이유에 대해 설명해주었다.

"형광물질을 주입하는 이유는 두 가지입니다. 하나는 병변의 위치를 확인하고자 하는 것입니다. 두 번째는 암세포들이 림프관을 따라서 퍼지게 되는데 그 림프관이 어디에 있고 그 림프관에 연결돼 있는 림프절들의 분포가 병이 있는 위치와 어떤 관계에 있는지 확인하기 위해서입니다. 수술할 때 암세포가 전이될 수 있는 확률이 높아 보이는 부분을 남겨두지 않겠다는 의미입니다."

이수형 씨는 로봇 수술을 하기로 했다. 위의 위쪽 부분을 절제하고 식도와 소장을 연결하는 것은 어려운 기술이다. 그런데 로봇 수술을 하게 되면 식도와 소장을 연결할 때 로봇용 스테이플러라고 하는 자동 문합기를 쓰게 되어 좀 더 수월하게 수술을 할 수 있다. 하지만 비용이 비싼 것이 단점이다. 환자는 로봇 팔이 있는 중앙에 누워 있고, 의사는 2m 정도 떨어져 있는 콘솔에 앉아 있는 상태에서 수술을 진행한다.

수술이 시작되면 환자의 배에 구멍을 뚫고 로봇 팔을 연결한 다음 림프절 전이를 확인하기 위해 근적외선 카메라를 사용한다. 이때 약물이 들어간 림프절이 형광색으로 빛나게 돼 위치를 확인할 수 있는데 이수형 씨는 위암 부근뿐 아니라 위 맨 아랫부분까지 물들어 있어 아래쪽 림프절과 위를 잘라내야 한다. 림프절 전이가 있으면 형광물질이 보이게 되는데 형광물질이 보이지 않는 림프절에는 전이가 있을 확률이 떨어진다.

이수형 씨는 부분 절제를 예상했지만 전이가 의심되는 림프절 때문에 전절제로 바꿔 위 전체를 잘라내고 식도와 소장, 소장과 소장을 연결하였다. 이때 로봇용 스테이플러를 이용해 잘라낸 식도와 소장을 연결해준다. 그다음 배꼽 주변에 작은 절개창을 내어 로봇팔을 이용해 잘라낸 위와 림프절들을 포함한 조직들을 조심스레 의료용 봉투에 담아서 밖으로 꺼내면 수술이 마무리된다.

최근에는 로봇 수술에 인공 지능을 갖춘 네비게이션과 동맥과 정맥을 구분하는 영상기술 등이 추가되어 더 정확하게 수술을 할 수 있게 되었다. 형우진 교수는 수술법의 발전에 대해 이야기하였다.

"의료 기술이 많이 발전한 결과, 모든 환자가 수술 전에 CT를 찍거나 MRI를 찍고 있습니다. 이전까지는 병을 진단하기 위해서 사용했던 기기들입니다. 병이 얼마큼 진행되어 있고 수술할 수 있는 범위에 있는지 등을 판단하는 데 사용했습니다. 최근에는 기술이 더 발전하여 몸 안에 있는 혈관이나 장기들을 3차원으로 보여줄 수 있게 되었습니다. 그러면 수술을 더 쉽게 할 수 있습니다. 자동차 운전을 할 때 네비게이션을 활용하는 것처럼, 사람 몸 안에 있는 안 보이는 구조들을 더 잘 보고 미리 확인할 수 있어서 수술의 안정성도 높아지고 있습니다."

중기 위암 환자의 위아전절제술

박종수(66세, 남) 씨: 평생 처음 한 내시경 검사에서 진행성 위암 진단을 받았다. 수술을 앞두고 불안한 마음이다. 아내의 마음도 무겁다. 모든 것이 잘될 거라고 믿고 있지만 그래도 수술실 앞에 서면 가족들은 어쩔 수 없이 약해지게 마련이다.

"수술을 받기 위해 병원에 오는데 눈물이 나서 죽는 줄 알았어요. 사람들이 위암은 다른 암에 비하면 아무 것도 아니라고 하니까 그렇게 생각하고 왔는데 막상 병원에 오니 걱정이 앞섭니다."

박종수 씨는 위암 중기지만 암이 위 하부에 있어서 개복 수술을 통해 부분 절제를 하기로 했다.

위아전절제술 과정

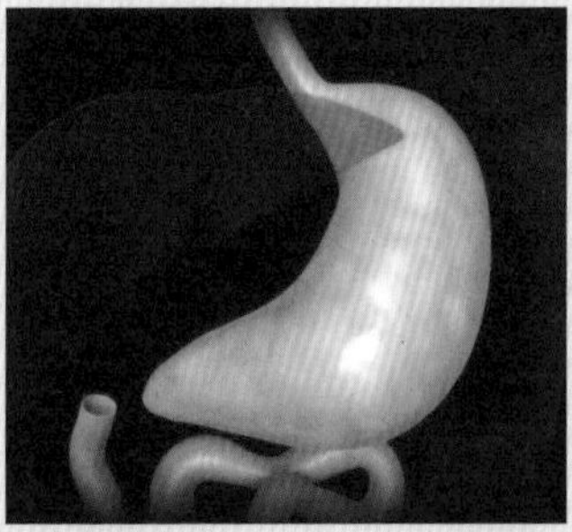

위와 십이지장이 이어진 부분을 자른다

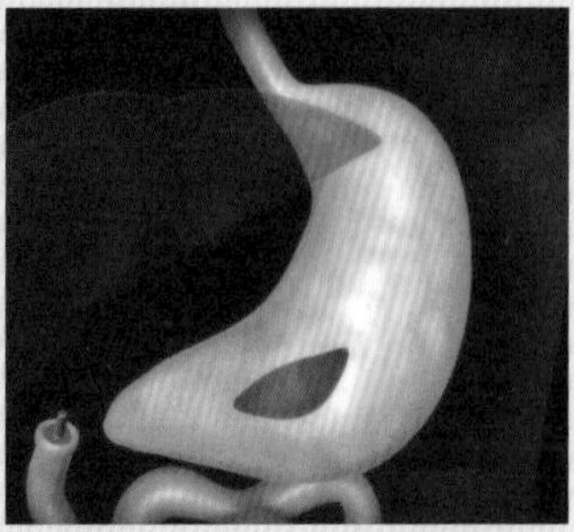

위에 절개창을 낸다

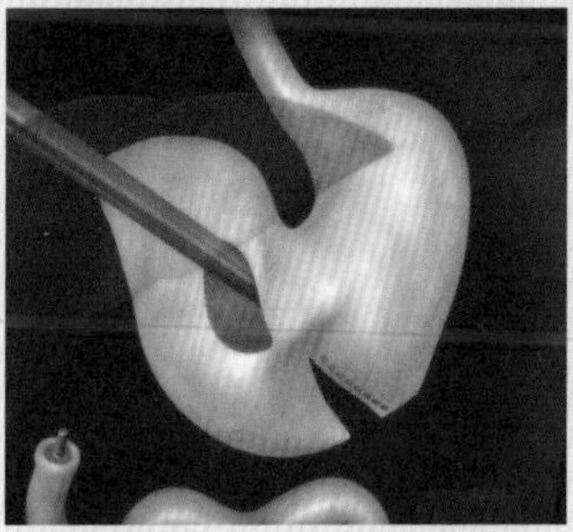

절개창에 수술 기구를 삽입한다

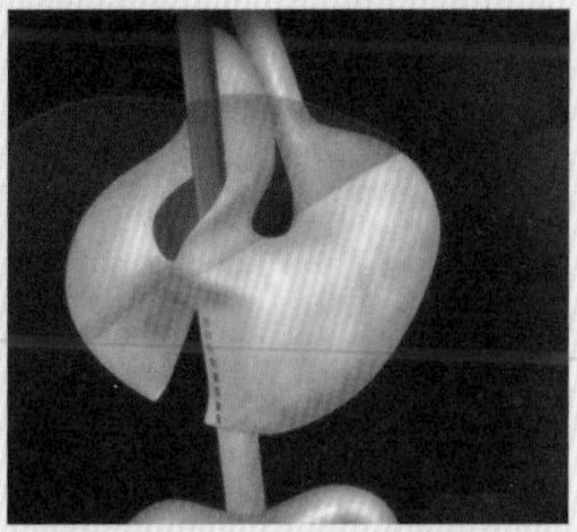

수술 기구를 이용해 위와 십이지장을 연결한다

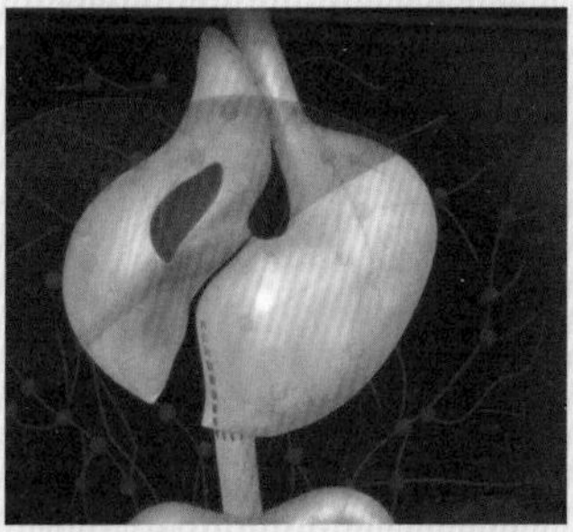

암이 있는 부위와 림프절을 함께 절제한다

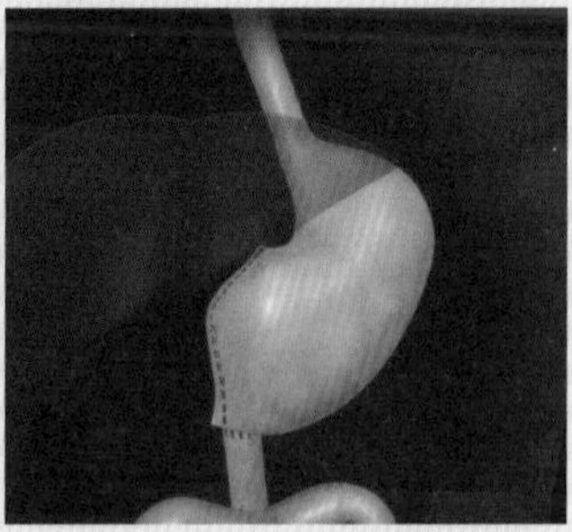

남은 부분을 봉합한다

박종수 씨의 경우 림프절 전이가 의심되는 상태라 우선 림프절 청소를 하고 위를 다른 장기와 분리하기 시작한다. 그다음 십이지장에 실을 연결하는데 이는 위를 부분 절제한 후 남아 있는 위와 십이지장을 연결할 때 사용하기 위해서다. 그 후 십이지장을 자르고 위를 자를 준비를 한다. 잘라낼 위는 전체 위의 3분의 2 정도 크기로 암이 있는 위 하부를 중심으로 절제한다. 잘린 위 조직을 밖으로 꺼내고 남아 있는 장기를 연결한 뒤 생리식염수를 이용해 복강 내부를 깨끗이 씻어낸다. 수술에 걸린 시간은 총 4시간이었다.

수술 후 박종수 씨의 위는 3분의 1 정도밖에 남지 않았지만 4일이 지난 후부터 미음을 먹기 시작했다.

암이 십이지장을 막은 환자의 위 절제술

위암의 완치를 목표로 하는 수술을 '근치적 절제술'이라고 하는데 수술로 완치를 기대할 수 없을 때는 수술하지 않는다. 원격 전이가 있는 4기 위암 환자가 대표적인 예이다. 말기라 하더라도 암 때문에 심각한 출혈이 있거나, 암이 유문을 막아서 음식물 섭취를 할 수 없는 경우, 암이 터져서 복막염을 유발한 경우에는 생명이 위험할 수 있기 때문에 수술을 한다. 이런 수술을 '고식적 수술'이라고 한다. 고식적 수술은 암이 어느 정도 진행된 상태에서 하는 수술이기 때문에 위를 절제하더라도 림프절 절제는 최소한으로 하게 된다.

> **이형호(69세, 남) 씨:** 아무리 부드러운 음식을 먹어도 소화가 되지 않아 위 내시경 검사를 받기 위해 집에서 가까운 병원을 찾았다. 그런데 금식을 했는데도 음식물이 위에 그대로 남아 있어 검사를 하지 못하고 큰 병원을 찾게 되었다.

박도중 교수(서울대학교 의과대학 위장관외과)가 이형호 씨의 진료를 맡았다. 위 내시경으로 살펴보니 위 안에 남아 있는 음식물이 보였고 종양도 눈에 띄었다. 정확한 원인을 찾기 위해 호스를 이용해 위 속의 음식물을 빼낸 후 다시 위 내시경을 시도해보았다.

그 결과 위에서 십이지장 쪽으로 넘어가는 곳에 약 6cm의 암 덩어리가 발견되었다. 별다른 증상도 없이 아무런 예고도 없이 암이 위를 막아버린 것이다. 음식물이 소장으로 내려가지 못하고 위에 계속 쌓여 복부 팽만감과 구토를 유발하고 영양 섭취가 불가능해져 이형호 씨는 점점 마르고 약해졌다. 게다가 식도와 간 쪽으로도 전이가 의심되고 림프절도 커져 있는 등 암이 꽤 진행된 상태였다. 아버지의 보호자로 병원에 온 딸에게는 말 그대로 날벼락이 떨어진 것이다.

이형호 씨는 우선 식사를 하는 데 중점을 맞춘 수술을 하게 된다. 위에서 암이 있는 부위를 떼어낼 수 있으면 떼어내고, 암이 있는 부위가 주변 조직과 붙어 있으면 건강한 부분과 소장을 연결시키는 수술을 하게 된다. 식사를 할 수 있도록 암이 있는 곳을 피해 위에서 소장으로 가는 길을 직접 내주는 것이다. 먹을 수 있어야 살 수 있고 다른 치료도 시작할 수 있기 때문이다. 박도중 교수가 이형호 씨의 수술에 대해 설명해주었다.

“이분은 사실 연세가 있어서 막힌 위 부분에 스텐트를 넣고 항암치료를 하려고 했습니다. 그런데 암의 위치가 조금 안 좋아서 수술을 하기로 했고, 수술에 대한 합병증을 최소화하려고 합니다. 식사를 잘 하면서 항암치료를 잘 받게 하는 것이 지금의 목표입니다.”

스텐트는 다양한 원인으로 혈관이나 소화관 등이

좁아지거나 막혔을 때 병이 생긴 부위에 기구를 넣어 줌으로써 개통을 원활하게 하는 의료기구이다. 암으로 인해 소화관이 막혔을 때는 두 가지 방법으로 막힌 곳을 열어줄 수 있다. 막힌 곳에 스텐트를 넣어주거나, 암이 막고 있는 부위를 피해서 위와 소장을 잇는 우회술로 음식물의 흐름을 원활하게 해줄 수 있다. 이형호 씨는 스텐트보다는 절제를 고려해야 하는 상황이다. 하지만 림프절이 커져 있고 주변 장기와 붙어 있어 암 전체를 깨끗이 잘라내기가 쉽지 않다.

수술은 먼저 복강경 카메라를 이용해 암의 위치와 주변 조직들을 살피는 것으로 시작된다. 그다음 확대 영상을 보며 림프절과 혈관을 조심스럽게 떼어낸 후 위 주변 림프절을 충분히 포함해 암 발생 부위인 위 하부를 절제한다. 다행히 암이 주변 조직과 떨어져 있어 제거할 수 있었다.

수술 3일 후 이형호 씨는 첫 식사를 하게 되었다. 위가 막혀 식사를 하지 못한 지 20일 가까이 되어 기운이 다 빠진 상태다. 거의 물이나 다름없는 미음이지만 오랜만에 식사를 하게 되니 반갑기만 하다. 미음 한 그릇이 왕후의 화려한 식사보다 더 귀하게 느껴진다. 평생 함께한 위의 50%를 잘라낸 상황이라 혹시 속이 불편하지 않을까 하여 천천히 식사를 했지만 금새 한 그릇을 비웠다. 그런데 얼마 후 복통이 시작되었다. 박도중 교수는 그 이유를 자세히 설명해주었다.

"장운동이 돌아오는 과정이에요. 장운동이 자리를 잡아가는 과정에서 어떨 때는 이렇게 뭉쳐서 아프고, 또 어떨 때는 싹 풀려서 괜찮아져요. 지금 위는 갓 돌이 지난 아기의 위라고 생각하면 되요. 지금은 몇 숟가락밖에 안 먹어도 걸리는 느낌이 있고 불편하지만 차츰 나아지실 겁니다. 그리고 식사 속도를 조절하셔야 되요. 급하게 드시면 안 되고 조금씩 자주 드시면 큰 문제없으실 거예요."

이형호 씨는 마치 다시 태어난 것처럼 새로운 식사법을 배워야 한다. 지금은 미음을 먹지만 일이 주 지나면 밥으로 식사를 하게 되고 양도 점점 늘게 된다. 그동안 위가 막혀 식사를 잘 못했지만 이제부터는 식사를 하면서 암과 싸워나가면 된다.

위암 3기를 넘긴 환자의 개복 수술

배형식(77세, 남) 씨: 평생 손에서 일을 놓아본 적이 없는 배형식 씨는 그동안 먹고사느라 바빠 쉴 줄도, 자기 몸을 챙길 줄도 몰랐다. 아주 오랜만에 받은 건강검진에서 위암 판정을 받았다.

"건강검진을 몇 년 전에 하고 안 했어요. 바쁘다는 핑계에, 내가 건강한데 왜 하냐, 그러고 지나쳤는데, 지금 그것이 상당히 후회됩니다."

이미 돌이킬 수 없는 뒤늦은 후회였다. 2년에 한 번, 위 내시경 검사만 제대로 받아도 위암은 충분히 피해갈 수 있는 병이다. 하지만 바쁘다는 이유로 건강검진을 차일피일 미루는 사이에 암세포는 제법 깊이 배형식 씨의 위를 파고들었다. 위벽의 맨 아래층까지 침투한 암은 이미 3기를 훌쩍 넘긴 상황이었다. 배형식 씨는 그동안 몸에 무심했던 대가가 이렇게 클 줄은 몰랐다며 후회의 눈물을 흘렸다.

그래도 수술을 할 수 있는 것이 다행이었다. 조금만 늦었어도 수술은 불가능했다. 배형식 씨의 수술은

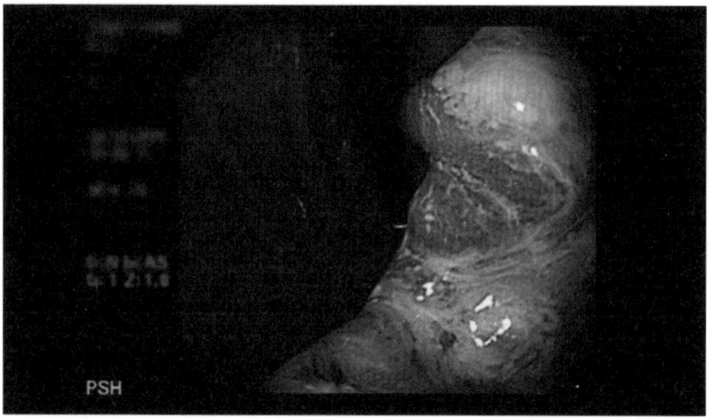

궤양성 위암 내시경 사진

박조현 교수(가톨릭대학교 외과학교실)가 맡았다.

"굉장히 깊은 궤양을 가지고 있는 궤양성 위암으로 진단됐습니다. 내시경 화면으로 보았을 때 한 화면에 잡을 수 없을 정도로 크게 헐어 있는 궤양성 암입니다. 가운데 까맣게 된 부분들은 이전에 출혈이 있던 부위입니다. 만약에 큰 혈관이 갑자기 터져서 대량 출혈을 하게 되면 피를 토하는 일까지 벌어질 수 있는 상황입니다."

배형식 씨의 경우 복부에 20cm가 넘는 긴 흉터가 남겠지만 위암이 꽤 진행된 상태에서는 개복 수술이 불가피하다. 시야가 넓게 확보된 상태에서 보다 정교한 수술이 이뤄져야 하기 때문이다. 암이 림프절을 타고 넓게 퍼져 있어 수술로 제거해야 하는 범위가 그만큼 넓다. 림프절이 분포하는 주변 혈관을 잘못 건드렸다가는 심각한 합병증을 일으킬 수 있고, 나이가 들수록 동맥경화증 같은 혈관 변화가 심해 집도의의 숙련도가 필요하다.

십이지장으로 이어지는 위 아래쪽에 암이 생긴 배형식 씨는 전체의 60%에 해당하는 위를 절제했다. 암이 식도에 가까운 위쪽에 자리했다면 위의 전부를 절제해야 했을 것이다. 남아 있는 위는 십이지장 밑에 있는 소장을 끌어올려 연결해줌으로써 소화에 지장이 없도록 했다. 수술은 무사히 끝났지만 림프절 전이가 그만큼 심했기 때문에 계획보다 더 많은 림프절을 절제해야 했다. 수술 후 정밀 조직검사 결과, 배형식 씨는 3기가 아니라 이미 4기에 접어든 상태였다.

내시경 절제술 후 위 절제술을 하는 경우

내시경 절제술을 했어도 조직검사 결과가 좋지 않으면 수술은 불가피하다.

이현만(58세, 남) 씨: 조기위암으로 내시경 절제술을 받았는데 조직검사 결과 암세포의 침윤 정도가 깊어서 주변 림프절에 전이됐을 확률이 있었다. 암은 위장에서 십이지장으로 넘어가는 경계에 있었는데 침윤 깊이가 1.2mm였다. 보통 0.5mm 이상 되면 수술을 권하는데 이현만 씨는 그 두 배였다. 내시경 시술에 이어 또다시 수술을 하게 된 그는 마음고생이 이만저만이 아니었다.

수술은 복강경으로 진행된다. 암이 위 하부에 있기 때문에 위의 아래쪽을 3분의 2 정도 잘라낸다. 수술 과정은 개복 수술의 경우와 비슷하고 잘라낸 위를 의료용 비닐에 넣어 밖으로 꺼내는 과정만 다르다. 암이 있는 위를 꺼낼 때 다른 조직에 암세포가 묻을 수 있으므로 비닐을 복강 안으로 집어넣어 조심스럽게 밖으로 빼낸다.

이현만 씨는 복강경 수술을 받았기 때문에 회복이 빠른 편이다. 수술 후 2일 정도 금식을 하고 3일째부터는 물을 마실 수 있다.

암은 제거하고 위는 살리는 하이브리드 수술

황해진(66세, 남) 씨: 조기위암이지만 처음 진료에서 위 전체를 잘라내야 한다는 이야기를 듣고 망연자실했었다.

"제가 지금도 뚱뚱한 편이 아닌데 여기서 더 말라버리면 사람 구실을 못할 것 같았어요. 사회생활을 하는 데도 부담이 있을 것 같았죠. 현재 인생 2막을 시작해서 다니고 있는 직장이지만 그만둬야 하지 않을까 하는 생각을 했습니다."

황해진 씨의 암은 식도에서 약 4cm 아래, 위 상부 후벽에 위치하고 있으며 크기는 1.5cm로 작지만, 초음파 내시경 검사로 확인한 결과 점막하층의 중간 정도까지 침범한 것으로 확인된다. 이럴 경우 내시경 치료 범위를 벗어나기 때문에 외과적 수술을 해야 하는데 암의 위치가 식도에 가까워 위 전체를 잘라내야 한다. 하지만 위 전체를 잘라낼 경우 삶의 질이 떨어지기 때문에 신중하게 고려해야 한다.

황해진 씨를 담당하고 있는 소화기내과 정훈용 교수(아산병원 소화기내과)는 외과 김범수 교수(아산병원 위장관외과)와 협진을 통해 최대한 위를 살리는 수술을 계획했다. 위를 살리는 방법은 내과와 외과가 함께 수술하는 하이브리드 수술이다. 내시경으로는 암이 있는 자리를 오려내고 복강경으로는 구멍이 난 위벽을 봉합한 뒤 위 주변에 암세포가 퍼지는 길에 있는 림프절을 제거한다는 계획이다. 먼저 이 수술이 가능하려면 남겨진 위 점막에서 암이 재발할 가능성이 없어야 하는데 황해진 씨는 다행히 남겨질 부분이 건강한 편이다.

암이 점막하층까지 침범해 있기 때문에 만약 내시경으로 암을 떼어낼 경우 암세포가 남을 가능성이 있다. 이 경우 조기위암이라도 위 절제가 불가피한 상황인데 하이브리드 수술을 통해 위는 살리고 암을 제거할 수 있다. 먼저 외과에서 복강경을 이용해 위 바깥쪽에 붙어 있는 지방과 그 사이에 숨어 있는 림프절을 찾아 잘라낸다. 림프절을 따라 암세포가 전이될 수 있기 때문에 꼼꼼하게 찾아 제거해야 한다. 정리한 림프절은 주머니에 담아 몸 밖으로 꺼낸다.

그다음 수술은 내과에서 내시경을 이용해 위 안쪽에서 진행한다. 암의 위치를 파악하고 암세포보다 1~2cm 정도 넓은 면적을 표시하고 생리식염수를 주사하여 봉긋하게 만든 후 암이 침범한 점막하층을 넘어 근육층까지 충분히 잘라낸다. 위 벽을 도려내고 난 뒤 다시 복강경 기구로 그 자리를 봉합해주면 수술은 끝난다. 하이브리드 수술로 위의 대부분을 살릴 수 있게 되었다.

황해진 씨는 수술 후 식사를 하는 데 큰 문제가 없었다. 만일 위를 전부 절제했다면 일상생활을 하기까지 더 많은 시간이 걸렸을 것이다.

위장관기질종양을 제거하는 하이브리드 수술

위장관기질종양은 위벽의 점막층에서 자라는 보통의 위암과 달리 위벽의 근육층에서 발생하는 악성 종양이다. 근육층 안에서 자라기 때문에 초기에는 내시경으로 발견하기가 어렵다. 보통의 위암과 마찬가지로 수술 등 적극적인 치료가 필요하다. 위장관기질종양 수술에도 내시경과 복강경을 함께 사용하는 하이브리드 수술이 효과적이다. 종양이 내강 안으로 자라고 있기 때문에 복강경으로 들어가서 위의 밖에서 봤을 때 종양의 위치를 알기 힘들다. 특히 종양의 크기가 작은

위장관기질종양 병변 위치

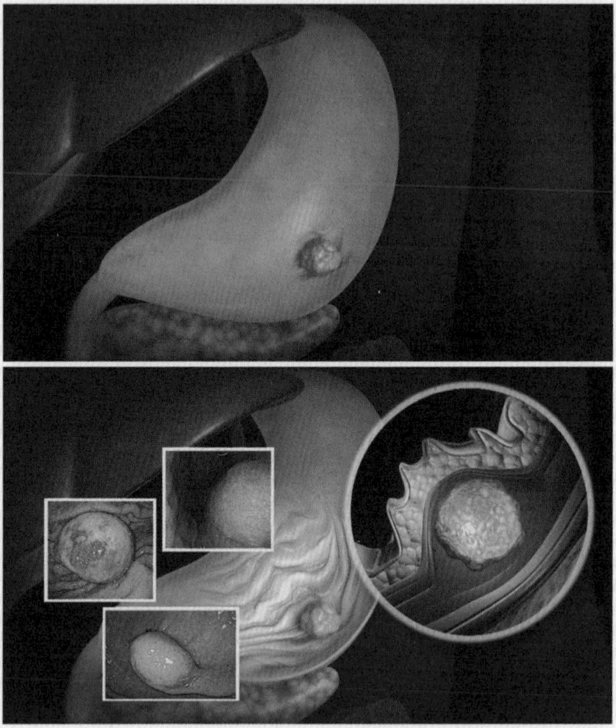

위장관기질종양은 근육층에서 발생하는 악성 종양이다

경우에는 두꺼운 위벽 때문에 밖에서 만져서 그 위치를 찾아내기가 쉽지 않다. 그래서 내시경이 위 안쪽으로 들어가 그 위치를 표시해주면 수술이 용이해진다.

수술을 위해서는 먼저 배꼽 아래에 카메라가 들어갈 수 있는 구멍을 뚫어준다. 그리고 환자의 배, 위아래로 두 개의 구멍을 낸 다음 위와 십이지장의 연결부위를 묶는다. 내시경을 쓸 때 배를 부풀리기 위해 가스를 넣는데 그 가스가 빠지지 않게 하기 위한 조치이다. 다음 내시경으로 위 안쪽에서 종양의 경계를 살짝 지져서 종양의 위치를 표시한 후 복강경 기구로 조직을 떼어내면 수술이 마무리된다.

23세 젊은 환자의 단일공 복강경 수술

암은 나이를 가리지 않는다. 보통 중년 이후에 많이 발생하는 것으로 알려진 위암이지만 20대에서도 암이 발견되곤 한다.

은수빈(23세, 여) 씨: 속이 쓰리는 증상으로 위 내시경 검사를 받았다가 암을 발견하였다. 암은 아주 초기로 위 점막만 살짝 침범한 조기위암이다. 그런데 문제가 하나 더 있다. 암은 CT상에서 보이지 않을 정도로 아주 작았지만 췌장 뒤쪽으로 1cm 크기의 혹이 발견되었다. MRI 검사를 통해 확인을 해봐야 하는 상황이지만 은수빈 씨는 심장제세동기를 삽입한 상태라 MRI 검사를 할 수 없었다. 2년 전 심장의 전기적 신호 이상으로 생기는 심실 부정맥으로 인해 삽입형 심장제세동기를 부착한 상태라 결국 수술을 하면서 혹의 상태를 살펴봐야 한다.

김형호 교수(서울대학교 의과대학 위장관외과)는 그럼에도 은수빈 씨는 운이 좋은 경우라고 이야기한다.

"젊은 여자분들 중에 다이어트를 하는 경우 그것 때문에 속이 쓰리고 아프다고 생각하는 경우가 많아요. 증상이 있어도 무시하고 있다가 병이 형편없이 진행된 뒤에 발견되거든요. 지금은 운이 좋은 경우예요. 아주 빨리 발견되었어요."

은수빈 씨와 같은 경우 최선의 방법은 위를 잘라낸 다음 췌장의 혹을 떼어내는 것이다. 그다음 남아 있는 위와 소장을 붙여주는 수술을 하게 된다. 한창 멋을 부리고 친구들과 어울릴 나이에 두 번째 큰 수술이다. 무엇 하나 쉽지 않은 상황에서 은수빈 씨는 자신보다 더 마음 아파할 부모님을 생각하며 말을 아낀다.

은수빈 씨의 수술은 단일공 복강경 수술로 결정되었다. 보통 복강경 수술은 배에 4~5개의 절개창을 내어 각각의 용도에 맞는 복강경을 넣어 수술하지만 단일공 복강경은 절개창을 하나만 내어 수술한다. 아직 20대인 은수빈 씨 몸에 수술 자국을 많이 남기지 않기 위해서다.

먼저 마취가 시작되면 심장제세동기를 멈춘다. 수술에 사용되는 전기 도구들 때문에 제세동기가 오작동될 수 있기 때문이다. 김형호 교수는 그동안 3,000번 이상 수술을 해왔지만 제세동기를 단 환자는 처음이었다. 심실에 생기는 부정맥은 생명을 위협할 수 있는 심각한 상황이라 의료진들은 더 긴장할 수밖에 없다. 그 다음 배꼽 아래쪽에 단일 절개창을 내고 복강경 기구를 삽입한다.

위암은 십이지장으로 나가는 유문 바로 옆에 자리하고 있어서 전이와 재발이 없도록 십이지장으로부터 위의 70%와 림프절을 함께 잘라낸다. 그 후 남아 있는 위의 일부에 소장을 끌어올려 연결하고 음식물 통로를 만들어준다. 그리고 담즙과 췌장액이 소화를 도울 수 있도록 아래 소장과 소장을 연결한다. 마지막으로 담즙과 췌장액이 남아 있는 위로 올라가지 않게 클립으로 막아주면 수술은 마무리된다.

그런데 수술 도중 은수빈 씨의 심장 박동이 불안해졌다. 수술 전 우려한 부정맥이 발생해 심장 활동이 멈춘 것이다. 수술이 중단되고 마취과 의료진이 달려와 다양한 약물을 사용해 심장을 다시 깨우는 처치를 하였다. 잠시 후 다행히 심장이 뛰기 시작했다. 의료진은 응급 상황이 정리되자 수술을 이어갔고 위 절제에 이어 췌장의 혹을 확인하였다. CT상에서 췌장의 혹으로 보였던 것은 부신에서 자라 나온 혹으로 밝혀졌다. 부신에 생긴 선종으로 의심되는 혹을 제거하는 것으로 어렵고 까다로웠던 수술은 마무리되었다.

수술 후 사흘째. 회복 중이던 은수빈 씨가 갑자기 통증을 호소하였다. 폐활량 측정기를 불지 못할 만큼 통증이 심했다. 수술 후 단순 통증인지 합병증에 의한 통증인지 확인해야 하는 상황이다. 위 절제뿐 아니라 부신의 혹까지 제거한 상황이라 통증의 원인을 찾기 위해 검사가 이루어졌다. 모든 검사 결과 특별한 이상이 없는 것으로 밝혀졌다. 수술 후에 나타나는 단순 통증에 환자가 유난히 힘들어 했던 것이다. 이틀 후 통증이 줄어들면서 은수빈 씨의 얼굴에 생기가 돌고 웃음도 많이 늘었다. 23세라는 젊은 나이에 겪기에는 무척 힘든 일이었지만 이제는 희망을 갖고 살아갈 수 있게 되었다.

위가 없어도 정상적인 생활을 할 수 있을까?

위 절제술을 앞둔 환자들의 큰 고민 중 하나가 '위 일부를 잘라냈는데, 심지어 위 전체를 절제했는데 정상적인 생활을 할 수 있는가?'이다. 이에 대한 대답은 '물론 할 수 있다'이다. 먼저 정상적인 소화 과정을 살펴보자. 우리가 섭취한 음식물은 입에서 식도를 따라 내려가 위에 모인다. 위가 연동운동을 하며 소화효소를 분비해 음식물을 잘게 부숴 십이지장으로 보내면 그곳에서 담낭과 췌장에서 분비한 소화효소와 섞인다. 우리 몸의 실질적인 소화기관은 소장으로, 음식물이 도착하면 소장을 통해 영양분이 체내로 흡수되고 남은 찌꺼기는 대장을 거쳐 대변으로 배출된다.

위를 부분적으로 잘라낸 경우에는 앞에서 이야기한 소화 과정이 이루어지지만 위를 전부 절제한 경우 소화 과정이 달라진다. 위가 없다는 것은 소화가 불가능해 음식을 먹을 수 없다는 것이 아니라 음식물을 부수고 저장하는 공간이 사라졌다는 의미다. 위 전체를 절제한 경우 음식물은 식도를 타고 소장으로 바로 내려간다. 이때 위가 없기 때문에 음식물을 부수는 과정을 충분히 거치지 못한 상태지만, 담낭과 췌장에서 소화효소가 분비돼 소화가 조금씩 이루어지고 찌꺼기는 대변으로 배출된다.

위암 수술 후, 환자에게 '먹는다'는 것은 생존을 위한 전쟁이다. 작아지거나 없어진 위에 적응하는 기간이 필요한 것이다. 인간은 위가 없어도 충분히 살 수 있다. 소장이 위 역할을 하기 위해 늘어나기 때문에 한 6개월 정도 지나면 세 끼 식사를 할 수 있게 되고 1년이 지나면 정상적인 생활이 가능하다. 물론 위 전체를 절제한 환자는 위가 남아 있는 환자보다 소화 흡수율이 떨어지는 것이 사실이다. 그래서 체중 감소가 나타나지만 일상생활을 하는 데 큰 지장은 없을 정도다.

Chapter 15

수술이 불가능한 4기 환자의 치료법

위암이 3기 이상으로 넘어가면 외과적인 수술만으로 완치를 기대하기 힘들다. 위암 4기가 되면 수술은 할 수 없고 항암제 치료가 유일한 치료법이 된다. 수술을 성공적으로 끝냈더라도 수술에서 찾지 못한 암세포의 전이를 막기 위해 항암제 치료를 하기도 한다. 위암은 다른 고형암과 달라서 덩어리를 이루고 있는 암세포들이 한 부모 세포로 유래된 것이 아니고 아주 다양한 종류의 조상 세포를 가지고 있다. 따라서 어떤 항암제가 잘 듣는다 하더라도 전체 암세포의 일부에 지나지 않는다. 항암제에 대한 반응률이 일반적인 위장관암이라 하더라도 대장암에 비해서 훨씬 낮다.

항암제 치료

항암제는 모든 암세포를 한 번에 죽이는 것이 아니라 그 약물에 해당하는 암세포만 선택적으로 죽인다. 그래서 여러 가지 약제를 함께 사용하면서 경과를 관찰하고, 항상 암세포가 남아 있을 경우를 생각하며 치료한다. 당연한 이야기지만 항암제의 효과는 종양이 작을수록 커지고, 종양이 클수록 낮아진다. 항암제 내성도 문제다. 항생제에 내성을 가진 세포가 나타나 항생제의 효과를 무력화시키는 것처럼, 암세포 역시 항암제에 내성을 가진 세포로 변이를 일으켜서 항암제에 별다른 변화를 일으키지 않는 경우가 있다. 이때는 항암 작용 기전이 서로 다른 여러 약제를 동시에 투여하는 칵테일 요법으로 대처하고 있다.

항암제는 암세포를 죽이는 약제지만 암세포만 선택적으로 죽이는 것이 아니라 정상 세포도 죽이는 성질이 있다. 따라서 세포의 성장과 소멸이 계속적으로 일어나는 피부와 점막, 모근을 손상시키기 때문에 항암제 치료 후 머리가 빠지거나 피부가 거칠어지고 심한 구토와 복통, 설사가 나타난다. 이런 부작용을 최소화하기 위해서 한꺼번에 항암제를 투여하지 않고, 조혈 기능이 회복되는 3~4주 후에 다시 항암제를 투여하는 식으로 주기를 조절한다. 현재 부작용 없이 암세포에만 선택적으로 작용하는 항암제는 없기 때문에 항암제 치료에 있어서는 부작용을 감수해야 한다.

방사선 치료

방사선 치료는 100만 볼트 이상의 높은 에너지를 방출하는 X-선과 감마선을 인체 조직에 쏘여서 암세포를 죽이는 치료법이다. 방사선에 의해 건강한 세포도 상처를 입지만 정상 세포는 암세포에 비해 회복이 빠른 것이 특징이다. 방사선 치료는 수술, 항암제 치료와 더불어 항암치료에 널리 사용되고 있지만 위암 치료에서의 활용도는 높지 않다. 그 이유는 두 가지다. 하나는 위암 수술을 할 때 림프절 절제가 광범위하게 이루어지기 때문에 추가적인 방사선 치료가 필요 없다. 또 다른 이유는 위가 복강 내 깊은 곳에 위치해 있기 때문에 방사선을 쪼일 때 간이나 주변 장기에 손상을 입힐 수 있기 때문이다. 현재는 수술이 불가능한 위암과 재발한 위암의 통증을 완화하거나 수술 후 남아 있을 수 있는 암세포를 제거하기 위한 보조 요법으로 사용하고 있다.

표적치료제

이정숙(79세, 여) 씨: 위암 4기 환자로 암 발견 당시 위는 물론 간까지 전이된 상태였다. 수술이 불가능하여 항암치료를 하게 되었는데 1년 2개월의 항암치료 후 암세포가 많이 줄어들었다. 이정숙 씨의 아들 역시 CT 검사를 할 때마다 암세포가 줄어드는 것이 보였다며 신기해했다.

6개월 시한부 판정을 받은 이정숙 씨가 1년 넘게 생명을 연장할 수 있었던 것은 바로 표적치료제 덕분이었다. 지난 10년간 의료계에서는 위암 수술법뿐 아니라 약제 개발에 있어서도 좋은 성과를 거둬왔다. 그중 하나가 위암에 효과적인 표적치료제의 발견이었다. 트라스투주맙이라는 성분의 약인데 유방암에서 이미 효과가 입증된 것이다.

모든 암에 효과가 있는 것이 아니라 HER2라는 세

포막에 있는 수용체 단백질이 과다 발현된 환자에게만 효과가 있다. 우리 몸의 세포막에는 HER1부터 HER4까지 수용체 단백질이 존재한다. HER2는 악성 세포를 활성화하고 증식시키는 역할을 한다. 이때 트라스투주맙이라는 성분의 약을 투여하면 HER2의 작용을 막고 암세포를 직접 죽이는 역할도 한다. 이 약을 다른 항암요법과 함께 투여하면 부작용 없이 높은 효과를 기대할 수 있다. 강윤구 교수(울산대학교 의과대학 종양내과)는 표적치료제에 대해 자세히 설명해주었다.

"지금까지의 항암제들은 암세포와 일반 세포를 완벽하게 구분하지 못하고, 암세포가 일반 세포보다 빨리 증식하는 원리를 이용해 치료를 하는 것이었습니다. 그런 경우 더 얻을 수 있는 생존 기간은 1개월에서 1.5개월 정도밖에 안 됩니다. 그에 비해서 4개월을 연장하는 것은 굉장히 괄목할 만한 발전입니다. 이런 약제들이 점점 개발되면 환자의 생명을 또 4개월 연장하게 되면서 완치 쪽으로 가는 것이죠."

진행성 위암 환자에서 HER2가 과다 발현된 경우는 약 15% 정도인데 이 치료제를 이용한 결과 생존 기간이 4개월 정도 늘어난 것으로 밝혀졌다. 위암 4기라

해도 치료법이 전혀 없는 것은 아니다. 의학은 빠른 속도로 발전하고 있다.

항암제 치료 후 수술

박윤기(58세, 남) 씨: 처음 병원을 찾았을 때 위암 4기였던 그는 세 차례의 항암치료 후 결과를 보기 위해 병원을 찾았다. 다행히 항암치료의 결과가 좋아 암세포의 크기가 조금 줄어든 상황이었다. 박윤기 씨는 처음 건강검진을 받을 때만 해도 자신이 항암치료를 하게 되리라고는 상상조차 하지 못했다.

박윤기 씨의 위에는 암이 광범위하게 퍼져 있어서 수술이 어려웠기 때문에 먼저 항암치료를 통해 암의 크기를 줄이기로 하였다. 그리고 위의 대부분을 절제하는 수술을 받는다. 암의 크기가 줄었다 해도 이미 암은 다른 장기까지 전이된 상태다. 복강경으로는 수술이 어려워 개복 수술이 결정되었다. 위 전체는 물론 림프절과 그 외 조직에 번진 암까지 모두 걷어내야 한다. 얼마나 많이 잘 잘라낼 수 있는가가 치료의 성공을 좌우하는 열쇠다. 박윤기 씨의 수술을 맡은 김병식 교수(울산대학교 의과대학 위장관외과)가 수술에 대해 이야기 한다.

"눈에 보이는 제거할 수 있는 부분은 다 제거했는데 혹시 눈에 안 보이는 암세포가 남아 있을 가능성이 많습니다. 그 부분이 수술 전에 약물 치료를 통해 어느 정도는 통제가 되고 축소되지 않았나 생각합니다. 현재 수술의 목적은 달성했다고 보입니다."

전병호(69세, 남) 씨: 항암치료와 더불어 표적치료를 한 후 수술을 하였다. 그는 1년 4개월 전에 위암 4기 진단을 받았는데, 그때 당시 전병호 씨의 위는 수술이 어려울 정도로 심각한 상태였다. 10cm의 커다란 암이 음식이 내려가는 길을 막고 있었고, 대동맥과 주변 림프절로 암이 전이되어 수술은 불가능했다. 다행히 표적치료를 할 수 있는 상황이었다.

"제가 병이 난 이유를 생각해보니 너무 가리지 않고 먹어서 그런 것 같아요. 어려서 제대로 못 먹고 자라서 그런지 무엇이든 많이 먹었어요. 밀가루 음식도 많이 먹고 어디 음식점이 맛있다고 하면 딸들을 데리고 찾아다녔어요. 항상 먹는 게 1순위였어요."

4세에 부모를 여의고 가난한 유년 시절을 보내야 했던 전병호 씨는 가족에게만큼은 배고픈 가난의 설움을 물려주고 싶지 않았다고 한다. 맨손으로 시작해 앞만 보고 달려왔는데 인생의 황혼에서 또 한 번의 고비를 만난 것이다. 전병호 씨는 1년이 넘는 기간 동안 항암치료와 표적치료를 받았다. 그 결과 암의 크기가 줄어들었고 수술도 가능해졌다.

전병호 씨의 수술은 지난 35년간 9,600여 명의 위암 환자를 수술한 노성훈 교수(연세대학교 의과대학 외과)가 맡았다.

"항암치료나 표적치료를 시행하면서 중간 중간 검사를 해서 전이된 병변이 없어지거나 줄어든 경우, 혹은 위 주위에 있는 장기를 침범했던 암세포가 없어진 경우, 즉 수술을 할 수 있는 좋은 조건이 되면 언제든 수술을 하는 것이 좋습니다."

본격적인 수술에 앞서 복강경을 통해 전이 여부를 확인했는데 다행히 원격 전이가 없어 예정대로 개복 수술이 이루어졌다. 10cm 크기였던 암은 항암치료와 표적치료를 통해 1cm로 줄었고 대동맥과 림프절에 있었던 암도 사라졌다. 수술은 암이 있는 위의 아래쪽을 잘라낸 후 소장을 잘라 위에 연결하고 다시 소장과 소장을 연결하는 것으로 끝이 났다.

위암 4기였지만 암이 위의 아래쪽에 있어서 위의 일부를 남길 수 있게 되었다. 암을 깨끗이 제거하는 것이 중요한 만큼 암의 경계로부터 정상적인 조직에서 3~5cm의 여유를 남기고 절제하였다. 항암치료를 오랫동안 받은 경우, 조직이 딱딱해지는 섬유화 현상이 나타날 수 있으므로 림프절을 절제할 때 절단면을 찾기 어려운 만큼 특별한 주의가 필요하다.

수술 후 죽을 맛있게 먹는 전병호 씨의 감회가 남다르다.

"아픈 사람이 먹는 것은 죽이 아니에요. 밥보다 더 귀한 거지요."

가난을 떨쳐내기 위해 열심히 살아왔던 것처럼 그는 암을 떨쳐내기 위해 또다시 최선의 노력을 기울일 것이다.

단순히 수술 가능 여부가 암 환자의 생사를 결정하던 시대는 지났다. 항암제의 발전과 표적치료제의 도입 등 다양한 치료 방법이 좋은 효과를 나타내고 있기 때문이다. 이제 암 치료는 환자의 유전자 정보를 통해 각각의 치료가 효과를 낼 수 있는지를 예측해서 적용하는 맞춤치료 시대로 향해 가고 있다. 수술이 어렵다 해도 암 치료는 계속 받을 수 있어야 한다. 의학은 빠른 속도로 발전하여 지난 10년간 위암의 치료 성적이 크게 향상되었다. 그 결과 어렵다고 생각했던 위암은 이제 치료가 가능한 암으로 인식되고 있다. 노성훈 교수는 이렇게 이야기한다.

"암 치료는 지금보다 더 빠른 속도로 발전될 거라고 생각됩니다. 유전체 연구에 기반한 치료와 면역 항암제 도입이라든지, 수술에 있어서도 새로운 치료 기술이나 기구를 이용한 치료 방법이 도입되면서 점점 완치의 길에 이르리라 생각합니다."

Chapter 16

내시경 검사로 찾지 못하는 미만형 위암

위 내시경 검사를 통해 암을 조기에 발견하고 치료하고 있지만 그렇다고 모든 암을 발견할 수 있는 것은 아니다. 내시경 검사에서 잘 발견되지 않는 암이 있다. 미만형 위암이 그렇다.

위 점막과 비슷한 침윤형 암

이철규(36세, 남) 씨: 젊은 나이에 위암 판정을 받은 그는 처음 내과를 찾았을 때 역류성 식도염이라는 진단을 받았다. 위조영제 검사에서도 이상이 없다는 이야기를 듣고 약으로 치료하면 된다고 가볍게 생각하고 있었다.

이철규 씨는 속이 쓰리고 소화가 안 되고 속이 막타는 느낌이 들 때도 있고, 어지럼증도 있었다. 심한 날은 속이 메쓰껍고 울렁거리기까지 한다고 했다.

불편 증상이 계속되자 위 내시경 검사를 받았는데 '미만형 위암'이라는 진단을 받았다. 암세포가 덩어리로 자라는 일반 위암과 달리 미만형 위암은 눈에 안 보일 정도로 작은 암세포가 위벽을 파고들며 자라는 것을 말한다.

보우만이라는 의사의 분류에 따라 진행성 위암을 구분해볼 수 있는데 용종 모양으로 생기거나 궤양이 있어서 주변 조직과의 경계가 확실히 구분되는 1, 2, 3형에 비해 4형 '침윤형' 암은 궤양을 만들지 않고 점막 하부를 따라 아래쪽으로 침윤하는 것이 특징이다. 일

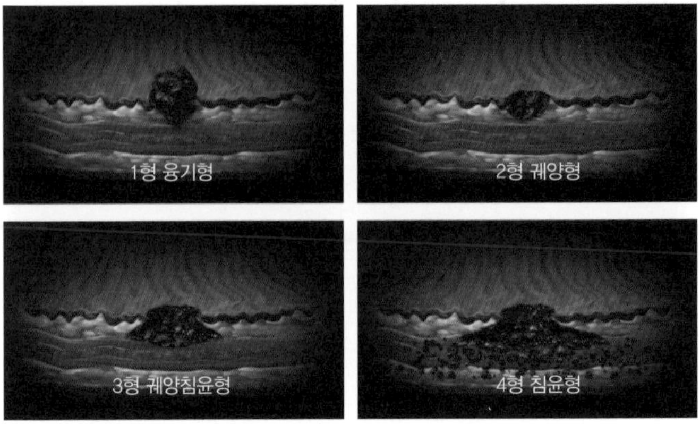

주변 조직과 경계가 확실한 1, 2, 3형 암과 궤양을 만들지 않는 4형 암

반 암은 종양이 튀어나와 있어서 육안으로도 쉽게 알아볼 수 있지만 침윤형 암은 위 점막과 비슷해 잘 구분이 되지 않는다. 위 내시경으로 접근이 가능한 건 위 안쪽이기 때문에 점막 밑에 암이 있는 경우 놓치기 쉽다. 암세포를 봤을 때는 분화도가 좋은 세포보다 분화도가 나쁜 미분화형 암이 더 많이 나타난다. 암세포로 인해 위가 가죽처럼 질겨지는 것도 특징 중에 하나다. 그래서 '가죽 주머니 암'으로도 불린다.

젊은 여성과 미만형 위암

2021년에 발표된 중앙암등록본부 자료에 의하면, 지난 2019년 우리나라에서 약 25만 건의 암이 발병했는데, 그중 위암이 2만 9,000건으로 전체 암 발생의 11.6%를 차지했다. 인구 10만 명당 조(粗)발생률(해당 관찰 기간 중 대상 인구 집단에서 새롭게 발생한 환자 수. 조사망률도 산출 기준이 동일)은 57.4건이다.

위암 발생을 성별로 나누어 살펴보면, 남자가 약 1만 9,000여 건으로 남성 암 중 2위를 차지했고, 여자는 9,000여 건으로 여성의 암 중 4위였다. 연령대별로 살펴보면 60대가 29.1%로 가장 많았고, 70대가 25.7%, 50대가 21.1%의 순으로 나타났다.

문제는 미만형 위암이 젊은 층, 그중에서도 특히 20대에서 40대 여성에서 늘어나고 있다는 것이다. 장형과 미만형 위암의 발병률이 비슷한 60대에서는 여자보다 남자에서 3배 이상 발생률이 높은 데 비해, 미만형 위암이 대부분인 30대에서는 여자에서 발생률이 더 높다. 그 원인이 명확하게 밝혀지지 않았지만, 음주와 흡연, 기름진 음식과 인스턴트식품 섭취의 증가와 여성 호르몬에 의한 것이 아닐까 추측하고 있다.

강윤성(35세, 남) 씨: 가족 중에 위암으로 돌아가신 분이 있어서 25세 때부터 내시경 검사를 받아왔는데 최근 조직검사를 통해 위암 진단을 받았다. 1년 전과 같은 부위에 염증이 생겨서 혹시나 하고 조직검사를 했다가 발견한 것이다.

"내시경을 했을 때 일반 염증으로 보인다고 해서 원래는 조직검사를 안 하려고 했다가 혹시나 하는 생각에 하게 되었어요. 내과 선생님도 그냥 일반 사람의 염증 정도 수준이라고 생각을 하셨는데 조직검사 결과 암이었어요."

강윤성 씨의 암은 점막에만 있어서 내시경으로 떼어내는 것이 기술적으로는 가능하다. 하지만 침윤성이 강한 미만형 위암으로 100명 중 3~4명에서 전이가 이루어지는 암이다. 그래서 점막암이지만 외과 수술이 결정되었다. 강윤성 씨의 암은 식도에 가까운 상부에 있고 림프절 전이가 광범위할 수 있어서 초기 암이지만 위 전체를 절제해야 할 수도 있는 상황이었다.

한영희(37세, 여) 씨: 미만형 위암 환자로, 암을 발견했을 때는 복막까지 전이된 4기였다. 그녀는 처음 위암 4기라는 진단을 받고 수술이 어렵다는 이야기를 들었을 때 앞이 보이지 않았다고 한다. 짧은 순간 수많은 생각들이 그녀의 머릿속을 스쳐갔다.

"운동도 꾸준히 했는데 왜 나한테 이런 병이 생겼을까? 수술이 안 된다고 했을 때 교수님 앞에서 눈물만 흘렸어요. 우리 아이들은 어떻게 해야 되지? 엄마가 없으면 어떻게, 누가 봐주지, 이런 생각이 정말 많이 들었어요."

한영희 씨는 암이 위벽을 타고 번지면서 위벽이 두꺼워졌고 위 주변 림프절로 전이된 상태였다. 또한 대동맥 주변 림프절에도 암이 전이되었고 신장에서 방광으로 가는 우측 요관으로 암이 번져 수술이 어려웠다. 한영희 씨는 먼저 항암치료와 표적치료를 병행하였다. 표적치료제로는 항혈관억제제와 항암제를 병행 투여하였다. 그녀가 6개월 간 항암치료의 고통을 견딜 수 있었던 것은 가족 덕분이었다. 아픈 엄마의 손을 잡고 기도해주는 딸과 지쳐가는 아내를 정성으로 간호하는 남편을 보며 다시 일어설 힘과 용기를 얻었다고 한다. 이런 가족의 정성과 치료 덕분에 6개월 후 한영희 씨는 대동맥과 우측 요관을 막고 있던 암이 사라져서 수술을 할 수 있다는 소식을 듣게 되었다. 이제는 완치의 희망을 가질 수 있게 된 것이다.

복막에 암이 전이되어 있는 것이 확인된 만큼 한영희 씨의 수술은 복막을 제거하는 것으로 시작된다. 이후 위를 전부 절제하고 암이 전이된 림프절을 잘라낸다. 십이지장 쪽을 자르고 소장을 끌어올려 식도와 이어준 후 소장과 소장을 연결하는 것으로 수술은 끝이 난다.

임미현(31세, 여) 씨: 갑자기 건강이 악화되어 병원에 입원하게 되었다. 6개월 전만 해도 건강했던 그였는데 그사이 복수가 차올라 심하게 배가 부풀어 올라 있었다. 등이 아프고 구토가 심해서 병원을 찾았지만 처음에는 암을 발견하지 못했다. CT 검사에서도 이상이 없다는 이야기를 들었다. 그 후 점점 복수가 차올라 산부인과에 갔는데 그곳에서 위에 암이 있다는 사실을 알게 되었다. 그것도 말기였다. 암세포가 복막으로 전이되어 복수가 차올랐던 것이다.

임미현 씨가 이 정도로 상태가 악화될 때까지 암을 발견하지 못한 이유도 미만형 암이었기 때문이다.

그녀는 먼저 복수를 빼낸 후 항암치료를 받아야 한다. 엄마로 아내로 행복한 가정을 꾸리며 살아왔던 임미현 씨는 말기 암 선고를 받았을 때는 머릿속에 오직 아직 어린 두 아이 생각뿐이었다고 한다.

"내가 키울 수 있으니까 아이를 이 세상에 보내주셨을 텐데…. 정말 일찍 검사를 받았더라면 조금이라도 빨리 암을 발견할 수 있었을 텐데 지나간 시간이 안타깝기만 해요. 같은 증상이 일주일 이상 계속되면 꼭 병원에 가보라고 당부하고 싶어요. 꼭이요."

Chapter 17

재발과 전이가 잘 되는 위암

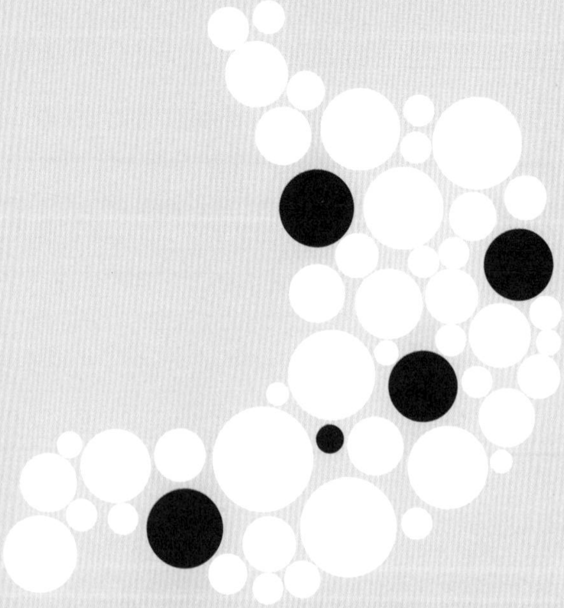

위암 치료 후 환자가 가장 걱정하는 것이 재발과 전이다. 암은 그 특성상 병기가 높을수록 재발과 전이가 쉽게 이루어진다. 그런데 암이 재발되었더라도 검사에서 눈에 띄지 않는 경우가 많아 재발 여부를 알아내기가 쉽지 않다. 박조현 교수(가톨릭대학교 외과학교실)는 위암 수술을 받은 환자 중에 CT나 PET 검사로 재발 여부가 확인되지 않은 12명을 대상으로 복강경 검사를 실시했다. 그 결과 12명 중 11명한테서 다른 장기로의 전이가 확인되었고, 5명은 심각한 복막 전이까지 있었다. 그만큼 영상 검사로는 재발된 암을 찾아내기가 쉽지 않은 것이다.

수술 치료가 가능한 재발 환자

위암은 재발율이 다른 암보다 높은 편이다. 보통 2년 이내에 재발하는 경우가 재발 환자의 60% 이상이고, 3분의 1은 3~5년 사이에 재발한다. 일단 암이 재발하면 처음보다 치료가 어렵다고 봐야 한다. 암이 수술 후 남은 위의 연결 부위에 재발하거나 남아 있는 위에 새로운 암이 발생한 경우는 다시 한 번 수술할 수 있다. 이때는 첫 번째 수술에 비해 기술적으로 더 어렵고 합병증이 생길 가능성도 높다. 첫 번째 수술 후 복강 내 장기들이 유착되어 있을 가능성이 높기 때문이다. 이렇게 수술로 치료가 가능한 환자는 전체 재발 환자의 10%도 되지 않는다. 암이 다른 부위로 전이가 된 경우는 수술이 힘들기 때문에 환자의 상태에 따라 항암제 치료를 하게 된다.

박종성(67세, 남) 씨: 암으로 위의 3분의 2를 잘라냈는데 수술 1년 뒤 암이 재발했다. 현재 암세포는 림프절까지 넓게 퍼져 있는 상태이다. 보통 조기위암으로 수술받은 환자는 90% 가까이 완치 판정을 받는다. 10명 중 1명이 검사상에 나타나지 않는 암세포로 인해 재발하게 되는데 박종성 씨가 바로 그런 경우다. 그는 9개월에서 1년 시한부 선고를 받았다.

이런 경우 항암제 치료는 완치보다는 더 이상 전이를 막는 것을 목표로 이루어진다. 강윤구 교수(울산대학교 의과대학 종양내과)는 완치 가능성이 아예 없는 것은 아니라고 이야기한다.

"완치가 안 된다는 것이 아니라 완치 가능성이 희박하다, 낮다는 것이죠. 어떤 환자분은 항암제 치료만 하면 다 낫는 걸로 오해하실 수 있고, 또 어떤 분은 말기 암이라고 해서 아예 치료도 안 하시는 분도 있어요. 암 재발 후 치료에 대해 환자분들이 이해할 수 있도록 적절한 수준에서 설명하는 것이 굉장히 중요합니다. 자세한 설명이 없으면 치료에 실패했을 때 환자분이 크게 실망을 하시기도 합니다."

완치 판정 후 새로운 암의 발병

남철수(74세, 남) 씨: 얼마 전 검사에서 조기위암을 선고받았다. 그는 이미 7년 전에 위를 60% 가까이 절제하는 수술을 했다. 이번이 두 번째 암 선고로 절제하고 남은 위에 새로운 위암이 생겨난 것이다. 조기위암이라 내시경 절제술을 했지만 조직검사 결과 잘라낸 부위에 암 조직이 남아 있을 가능성이 있어서 다시 위 절제술을 하기로 했다. 두 번째 암 판정에 이은 세 번째 수술인 것이다.

첫 번째 위암 수술 후 남철수 씨는 꾸준히 건강관리를 해왔다. 남아 있는 위로 식사도 정상적으로 하며 맛있는 밥과 반찬을 먹는 행복을 누리고 있었다. 암을 잘 이겨냈다고 생각했는데 두 번째 암이 찾아온 것이다. 남철수 씨는 7년 전 위암을 선고받고 수술했을 때보다 오히려 지금이 더 힘들다고 한다.

남철수 씨는 새로운 암과 다시 싸워야 한다. 수술 일주일 전에 내시경 시술로 수술받을 부위를 표시해놓는다. 수술할 자리가 배를 열고 난 후 밖에서는 안 보여서 정확한 위치를 알 수 없기 때문에 내시경으로 위치를 찍어주면 수술할 때 그 자리에 맞춰서 위를 절제한다. 새로 발견한 암은 내시경 시술을 통해 이미 잘라냈지만 조직검사 결과 잘라낸 부위에 암 조직이 남아 있을 가능성이 있었다.

병기로 따지면 조기위암이지만 한번 수술한 위를 다시 수술하는 것은 처음 수술보다 여러 면에서 까다롭다. 남철수 씨는 복강경 수술을 통해 남아 있는 위의 90%를 절제한다. 처음 암이 생겼던 부위와는 다른 부위다. 김병식 교수(울산대학교 의과대학 위장관외과)는 재발에 대해 이렇게 이야기한다.

“일반적으로 재발이라고 생각하는데 실제로 재발된 경우에 치료가 쉽지 않고 그래서 사람들이 희망을 잃게 되죠. 남철수 씨처럼 남아 있는 위에서 암이 생긴 것은 재발이 아닙니다. 다른 병이 남아 있는 위에 새롭게 생긴 것이에요. 또 치료하면 완치될 수 있다는 게 중요합니다. 조기에 발견해서 조기에 치료하면 완치될 수 있다는 것이 재발과 다른 겁니다.”

위암의 성장과 확산 — 전이

많은 위암 연구기관이나 학회의 로고를 보면 ‘게’가 그려져 있는 것을 볼 수 있다. 이는 암이 게의 껍질처럼 딱딱하고 울퉁불퉁하며, 한번 발생하면 마치 게가 집게발로 먹이를 꽉 움켜잡고 있는 것처럼 떨어지지 않고, 개체가 죽어야 끝나는 암의 속성을 형상화한 것이다. 위암은 다양한 형태로 성장하고 확산하는데 이것이 바로 전이다.

위암 확산의 그 첫 번째는 위벽에 분포한 무수한 림프절을 따라 진이가 되는 림프절 전이다. 두 번째는 위암 세포가 위 주위에 있는 풍부한 혈류를 따라 몸 구석구석을 돌아 간이나 폐, 뼈로 가는 혈행성 전이다. 세 번째는 위벽을 뚫고 나온 암세포가 복강 내 장기를 감싸는 복막으로 흩어져 소장이나 대장, 난소로 전이되는 복막성 전이다.

복막 전이가 생겼다는 것은 이미 암세포가 전신으로 퍼졌다는 것을 의미한다. 복막 전이가 있는 경우에는 다시 위 절제 수술을 해도 그 예후가 좋지 않다. 이런 복막 전이는 CT 검사나 심지어 PET 검사와 같은 영상 검사로도 확인하기 어렵다. 복강경을 통해 직접 눈으로 봐야 정확히 알 수 있다. 복강경 검사가 보편화되기 전에는 위 절제 수술을 하기 위해 배를 열었다가 복막 전이를 확인하고 그대로 다시 봉합하는 경우도 있었다.

최근에는 복막 전이 환자에게 '복강 내 온열 화학

요법'이라는 치료를 하고 있다. 복강 내로 직접 항암제를 투여한 후 복강 내 온도를 높여서 항암 효과를 향상시키는 치료법이다. 정상 세포와 달리 암세포가 고온에 약한 성질을 이용한 치료법으로 1993년 노성훈 교수(연세대학교 의과대학 외과)가 국내 최초로 시도했다. 치료 결과 평균 생존 기간은 36개월이 연장되고, 합병증은 26%, 사망률은 1.1%로 낮아진 것으로 나타났다. 손 놓고 죽을 날만 기다리던 전이 암 환자들에게 생존 기간 연장이라는 희망을 보여준 것이다.

말기 암 환자의 수명 연장이라는 것은 환자와 그 가족 입장에선 큰 의미를 갖는다. 1개월, 2개월, 혹은 1년, 2년 연장된 시간은 단순히 숫자에 불과한 것이 아니라 생의 마지막을 사랑하는 가족과 함께 보낼 수 있는 시간이며, 자신의 생을 다시 한 번 정리하고 설계할 수 있는 소중한 시간이다.

위암 4기, 아직 포기는 이르다

위암 4기라고 하면 대부분은 수술보다는 항암치료를 먼저 할 것을 권한다. 그래서 4기 판정을 받은 환자들은 치료에 대한 희망보다는 죽음에 대한 두려움을 먼저 갖기 쉽다. 물론 병기가 높을수록 생존율은 떨어지지만 위암 4기라도 10%의 완치율을 보이고 있다. 위암 4기 환자 10명 중 한 명은 다시 건강하게 예전의 삶을 살아갈 수 있는 것이다. 현재 의료 기술은 빠른 속도로 발전하고 있고 암 치료에 효과적인 약제도 계속 개발되고 있기 때문에 4기라 하더라도 치료를 포기해서는 안 된다.

신현정 씨는 1년에 한 번 CT 검사를 위해 병원을 찾는다. 위암으로 항암치료와 수술을 받고 난 후 정기 검진을 위해서다. 10년 전 위암 발견 당시 암세포는 위를 지나 림프절까지 모두 퍼져 있었다. 수술도 불가능한 위암 4기였다. 9차례의 항암치료 후 지금은 완치 판정을 받은 지 5년이 지났다. 하지만 신현정 씨는 아직도 마음을 놓지 못하고 있다.

"병원에 올 때마다 처음 병원에 왔을 때 그 느낌이 새록새록 떠올라요. 그때 두려웠던 마음, 무서웠던 마음이 떠오르죠. 병원에 올 때마다, 오기 전부터 스트레스를 받는 것 같아요. 결과가 어떻게 나올까. 이런 걱정을 하면서도 1년에 한 번씩 올 수 있다는 것에 감사해요."

위암 발병과 투병은 신현정 씨 생활의 많은 부분을 바꿔놓았다. 그중에서도 가장 크게 변한 것은 식습관이다. 짜고 매운 것을 멀리하고 신선한 채소와 과일, 흰쌀밥 대신 잡곡밥으로 식단을 바꾼 것이 벌써 10여 년째다. 발병 전 신현정 씨는 건강한 유치원 교사였다. 그러다 목에 혹이 잡혀 찾아간 병원에서 뜻밖에 암 진단을 받았다.

"말기 암이고 이런 경우 6개월 정도 살 수 있다고 했어요. 그러면 치료를 하지 말아야겠다고 생각했습니다. 왜냐하면 저에게 남은 시간이 6개월이라고 하는데 겨우 1년을 더 살기 위해서 항암치료를 하고 싶지는 않았어요. 텔레비전이나 영화에서 항암치료를 하며 굉장히 고통스러워하는 모습을 봐왔기 때문에 그렇게 힘들게 몇 달을 고생하는 것보다 그냥 가족하고 편안하게 있다가 생의 마지막을 맞이하는 게 좋겠다고 생각했어요."

마음을 돌려세운 것은 아버지에 대한 생각이었다. 신현정 씨의 아버지 역시 어린 자녀들을 두고 위암으로 세상을 떠났다. 아버지의 부재로 신현정 씨는 어렵게 생활하면서 꿈도 접어야 했고, 그 때문에 아버지를 많이 원망하면서 살았다. 그러다 죽음에 직면하고 보니 '아버지가 원해서 암에 걸린 것이 아니었구나, 아버지도 어린 자식들을 남겨놓고 가시면서 굉장히 힘드셨겠구나.' 하는 생각을 하게 되었다고 한다.

"아버지한테 용서를 빌었어요. 내가 아버지의 마음을 너무 늦게 이해해서 죄송하고 용서해달라고 했어요. 그러고 나니까 마음이 후련해지고, 아버지에게 보여주고 싶었어요. 내가 꿋꿋이 일어나는 모습을 보여드린다고 약속하고 묘소에서 내려왔어요."

검사 일주일 후 신현정 씨는 CT 검사 결과를 듣기 위해 병원을 찾았다. 1년 중 가장 힘든 날이 검사 결과가 나오는 날이다. 10년 전과 비교해 신현정 씨의 위는 놀랄 만할 정도로 깨끗해졌다.

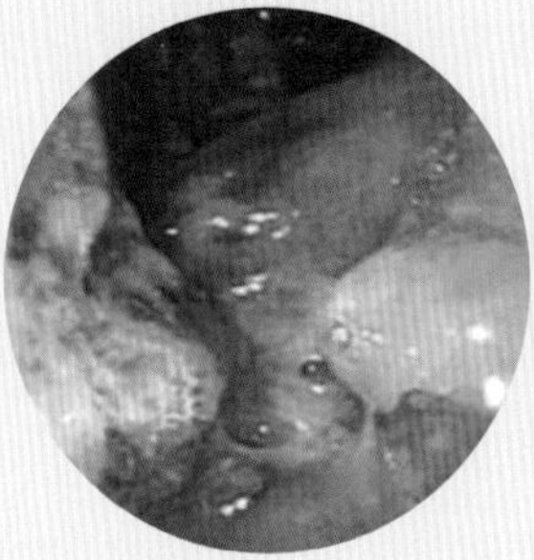

항암치료 전

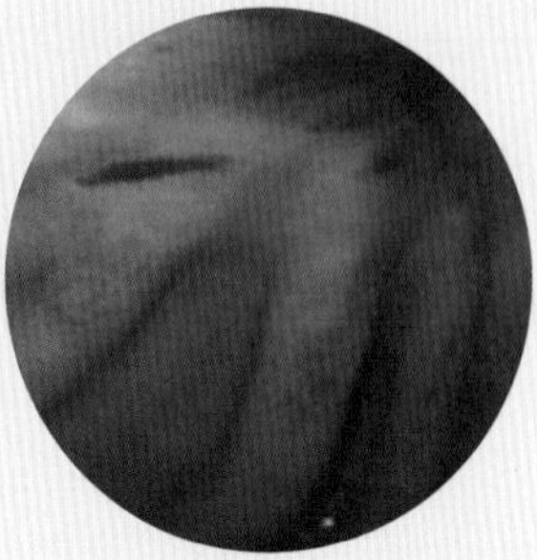

항암치료 후

모두 9번의 항암치료를 받고 난 후 완치 판정을 받았다. 검사 결과 정상으로 나왔다. 신현정 씨는 안도의 한숨을 내쉬었다. 당시 신현정 씨는 치료 의지가 강하고 적극적인 환자였다. 주치의 강윤구 교수(울산대학교 의과대학 종양내과)는 기존 항암제 2개에 새로운 항암제를 섞는 치료법으로 항암치료를 진행했고 그것이 주효했다. 4기 위암 환자의 생존률은 10% 정도인데 신현정 씨는 그 10명 중 한 명이 된 것이다.

"검사 결과가 나오기 전날은 잠을 못 자요. 제가 워낙 큰병을 앓았잖아요. 건강 염려증인가 봐요. 혹시나 하는 생각 때문에 밤에 잠이 안 오더라고요. 검사할 때마다 이런 게 벌써 10년이 넘었네요. 근데 이게 동전

항암 화학요법에 따른 생존 기간 추이

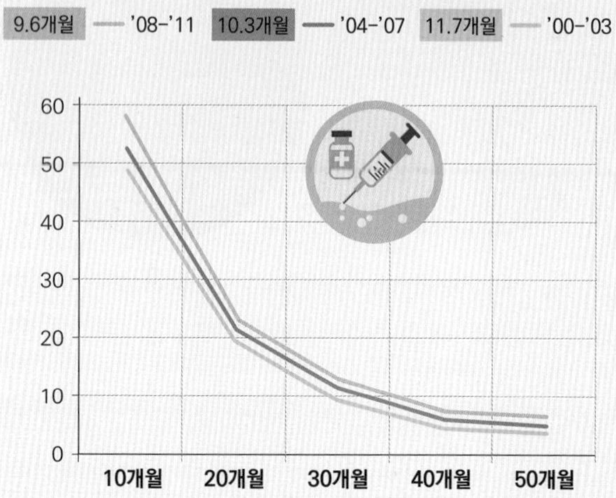

출처: 울산대학교 의과대학 종양내과

의 앞뒷면처럼 '괜찮다'는 교수님의 한마디에 세상이 확 밝아져요."

하지만 모든 환자가 항암치료에서 효과를 볼 수 있는 것은 아니다. 그래서 전문의들은 어떤 환자가 효과를 보는지 찾아내기 위해서 노력을 한다. 신현정 환자같이 림프절에만 전이되고 간이나 폐에 전이가 안 된 환자들이 항암치료에 효과가 있는 것으로 보고 있다. 강윤구 교수팀에서 항암치료를 받은 환자들을 대상으로 조사한 결과, 그래프에서 보는 것처럼 치료가 어려운 4기 위암 환자의 생존율이 점점 높아지고 있는 것으로 나타났다. 5년 생존율 역시 증가하고 있다.

강윤구 교수는 위암 4기라 하더라도 절대 치료를 포기해서는 안 된다고 이야기한다.

"1기를 조기라고 한다면 4기는 말기가 맞습니다. 보통 말기 암이라고 하면 더 이상 효과적인 치료 방법이 없다고 생각하지요. 하지만 4기라고 하더라도 치료를 하는 것이 안 하는 것보다 훨씬 오래 살고 또 그중에 10%까지는 완치가 될 수 있는 희망이 있는 거거든요. 4기는 절대로 말기가 아닙니다. 4기는 적극적으로 치료해야 하는, 아직도 희망이 있는 암이라 생각해야 합니다."

PART V

몸과 마음의 회복

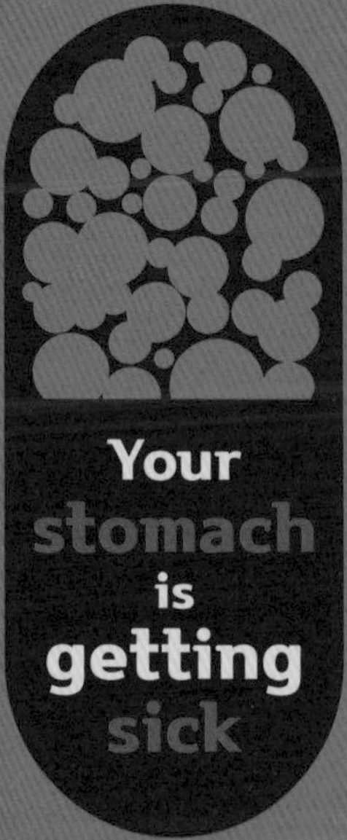

Chapter 18

수술 직후 꼭 해야 하는 것들

"수술, 잘되었습니다."

수술을 마치고 듣는 의사의 이 한마디는 환자와 보호자 모두에게 큰 힘이 된다. 암 진단 이후 모든 걱정과 불안이 쓸려 내려가는 느낌에 안도의 한숨을 내쉬게 되지만 사실은 이제부터 시작이다. 수술까지가 의료진의 역할이라면 수술 이후에는 환자와 보호자의 역할이 커지기 때문이다. 환자가 수술 후 통증과 더불어 전과 다른 몸의 이상을 느끼는 것은 어찌 보면 당연한 과정이다. 위의 일부 혹은 전부가 잘려나간 상황에서 몸에 아무런 느낌이 없다면 그것이 오히려 이상 반응이라 할 수 있다. 쉽지 않은 회복 과정을 어떻게 잘 거치느냐에 따라 이후 삶의 질이 달라지는 만큼 의료진을 믿고 그 과정을 하나하나 밟아가는 것이 중요하다.

수술 다음 날부터 걷기

수술 후에는 통증과 무기력으로 인해 환자는 누워 지내고 싶어 하는 경우가 많다. 더군다나 수술 후에 소변줄을 비롯하여 이런 저런 줄을 몸에 부착하고 있기 때문에 이동이 쉽지 않은 것도 사실이다. 하지만 누워 있는 것보다는 수술 다음 날부터 조금씩 걸어 다니는 것이 회복에 도움이 된다.

위 절제 수술 후 가만히 누워 있으면 폐 뒤쪽에 가래가 고여 공기가 들어가지 않는 무기폐가 될 수 있다. 수술 직후 환자는 마취가 덜 풀린 상태이고 통증이 심하기 때문에 움직이지 못한다. 이때는 심호흡을 자주 하고 일부러 기침을 해서 가래를 뱉어내는 것과 함께 걷기 운동을 해야 무기폐를 예방할 수 있다. 수술 후에는 가스(방귀)를 배출하는 것이 무척 중요한데 걷기 운동을 하면 장운동이 촉진되어 가스 배출이 용이해지고 장유착도 막을 수 있다. 가스가 나와야 식사도 할 수 있게 된다.

통증이 심할 때는 진통제의 도움을 받도록 한다. 어떤 환자들은 수술 후에 진통제를 사용하면 회복이 더디다는 생각으로 통증을 무조건 참는 경우가 있는데, 사실은 그렇지 않다. 진통제로 통증을 조절하면서 걷기 운동과 심호흡을 하는 것이 좋다.

첫 식사는 숟가락으로 물 먹기

수술 후 환자가 가장 힘들어하는 것이 금식이다. 입은 바짝바짝 마르는데 물도 못 마시게 하니 무척 괴롭다. 보통 수술 후 3~4일이 지나면 첫 식사로 물을 마시게 하는데 환자에게는 생명수나 다름없다. 이때 목이 마르다고 해서 수술 전처럼 물을 마셔서는 안 된다. 밥이나 죽을 먹을 때처럼 숟가락으로 물을 떠서 천천히 씹어서 먹어야 한다. 금식을 하다 물을 먹게 되면 장이 운동하면서 불편함을 느낄 수도 있다. 물을 먹고 나서 복부 통증이나 발열, 구역질이나 구토 증상이 없으면 그다음 날부터 미음을 먹는다. 소화기관이 적응하면 그다음에는 죽을 먹고, 별다른 합병증이 없고 식사가 원활하게 이루어지면 수술 후 7~10일 후에 퇴원할 수 있다.

조기 합병증 대처

위암 수술은 위뿐만 아니라 주변의 림프절까지 광범위하게 절제하는 위험한 수술이기 때문에 합병증이 생길 수 있다. 아무리 좋은 병원에서 실력이 우수한 명의가 수술한다고 해도 수술 환자의 15~20%에서는 합병증이 나타난다. 환자가 위암 외에 다른 지병이 있었다면 합병증이 생길 확률은 더 높아진다. 합병증이 발생하면 당황하게 되지만 의료진에게 몸의 상태를 자세히 설명하고 적절한 처치를 기다려야 한다. 이때 중요한 것이 의료진에 대한 신뢰다. 위암 수술 후 합병증으로 사망에 이르는 경우도 있는데 우리나라의 합병증으로 인한 사망률은 1% 미만으로 서양의 10%에 비하면 무척 낮은 편이다. 그만큼 우리나라의 의료 수준이 높기 때문에 의료진을 믿고 합병증에 대처하는 것이 중요하다.

합병증은 조기 합병증과 후기 합병증으로 나뉜다. 조기 합병증으로는 복강 내 출혈이 생길 수 있고, 위를 절제하고 연결한 문합 부위에서 음식물이 샐 수 있다. 수술 중에 미주신경이 손상돼 위의 운동이 약화

되고 소화를 시키지 못해 딸꾹질이 심하게 날 수 있다. 출혈이 있을 때는 지혈제를 투여하거나 일정 시간 지켜본 후 출혈이 멈추지 않으면 원인을 찾아 재수술을 하기도 한다. 림프절을 제거할 때 수술 부위에서 림프액을 포함한 체액이 흘러나오게 되는데 이것이 주변 조직에 흡수되지 않고 수술 부위에 고여서 균이 자라게 되면 고열과 통증이 나타나게 된다. 이때는 튜브를 꽂아 고여 있는 체액을 빼내고 항생제를 투여하면 호전된다.

수술 후 문합부의 연결이 약해져서 음식물이나 체액이 새어나올 수 있는데 이 경우에도 열이 난다. 이때 복막염이 없다면 해당 부위에 튜브를 꽂아 고여 있는 이물질을 빼내준다. 그 후 금식을 하고 영양제를 맞게 되면 문합 부위에 살이 오르면서 막히게 된다. 보통 한 달 정도의 시간이 걸리지만 잘 아물기만 하면 큰 문제가 되지 않는다.

빈혈 관리

위암 수술 후에는 빈혈이 나타나기 쉽다. 위전절제술

을 한 환자나 위아전절제술 후에 위와 소장을 연결하는 빌로스 II 문합술을 한 경우 발생 빈도가 높은 것으로 보고되고 있다. 위의 체부에서 비타민 B12 흡수에 필요한 물질을 생성하는데, 위의 체부가 절제된 경우 비타민 B12 흡수가 원활하게 이루어지지 않아 빈혈이 생길 수 있다. 비타민 B12가 부족하면 어지러움, 손발 저림, 무력감 등이 나타나게 되므로 위암 수술 후에는 정기적으로 비타민 B12를 체크해야 한다. 비타민 B12가 부족할 때에는 주사나 약물로 보충하면 된다.

덤핑 증후군을 막는 식사법 익히기

후기 합병증으로는 덤핑 증후군과 설사, 철분 감소로 인한 빈혈, 칼슘이 흡수되지 않아 생기는 골다공증 등을 들 수 있다. 건강한 사람은 음식물이 위로 들어가 충분히 소화되고 천천히 소장으로 내려가면서 영양분이 흡수된다. 하지만 위암 수술을 받은 환자는 위의 저장과 소화 기능이 충분하지 못해 고농도의 음식물이 소장으로 쓸려 내려간다. 이를 처리하기 위해 장이 팽창하고 과도하게 운동하면서 통증과 구토, 복통이 나타나는데 이런 증상이 덤핑 증후군이다. 덤핑(Dumping)은 '대량으로 쏟아붓는다'는 뜻으로 위 수술을 받은 대부분의 환자에게서 나타난다.

신혜자(61세, 여) 씨: 3년 전 위암으로 위의 3분의 2를 잘라냈는데, 수술 후 덤핑 증후군이 가장 힘들었다고 한다.

"그동안 습관적으로 먹다가 못 먹으니까 힘들었어요. 입맛이 없어서 밥을 못 먹는 게 아니라 밥이 들어가면 덤핑이 오니까, 어지럽고 혈압이 오르고 막 토할 것 같고 그러니까 먹는 게 조심스러워졌습니다. 이런 증상이 1년 정도 계속됐어요."

이런 덤핑 증후군은 식사 습관을 바꾸지 않으면 해결이 안 된다. 본인도 모르게 급하게 식사를 하거나, 또 빨리 식사를 할 수밖에 없는 상황이 생기거나, 다른 사람들과 같이 식사를 하게 될 경우 빨리 먹게 되는데 이런 습관을 바꾸지 않으면 덤핑 증후군을 막을 수 없다. 덤핑 증후군은 위암 수술 직후는 물론 퇴원한 후에도 나타날 수 있기 때문에 위암 수술 환자들은 덤핑 증상을 방지하기 위한 식사법을 익혀야 한다. 그 방법은 다음의 5가지로 요약할 수 있다.

1. 식사는 소량으로 5~6회에 나누어 먹는다. 위 수술 후에는 위의 저장 능력이 약해져서 음식이 충분히 소화되지 않은 채 소장으로 가게 되므로 조금씩 자주 먹어야 한다.
2. 천천히 꼭꼭 씹어서 먹는다. 우리 입 속에 있는 침은 훌륭한 소화제이다. 수술로 위가 없거나 작아졌을 경우 소화 능력이 떨어지기 때문에 음식을 충분히 씹어서 침과 골고루 섞이게 한 후 위로 내려보내야 한다. 30분 이상 충분한 시간을 갖고 식사를 하는 것이 좋다.
3. 수분이 적은 식사를 한다. 덤핑은 소장에 수분이 많아서 생기기 때문에 식사를 할 때 국물이나 물을 먹지 않는 것이 좋다. 수분이 적은 식사를 하고 물은 식후 30분에서 1시간 후에 천천히 마신다.
4. 식사 후 비스듬히 눕는다. 식사 후에는 음식물이 소장으로 내려가는 속도를 줄이기 위해 옆으로 비스듬히 누워 휴식을 취한다.
5. 단맛이 강한 음식을 먹지 않는다. 아이스크림, 꿀, 초콜릿, 사탕이나 단 음료는 체내에서 빨리 흡수되고 분해되어 덤핑 증후군을 일으킬 수 있다.

Chapter 19

위 건강의 지름길
— 올바른 식습관

명의들이 건강검진과 더불어 공통적으로 제안하는 위 건강법은 올바른 식습관이다. 위는 매일 음식물을 받아들이고 소화시키는 장기인 만큼 우리가 먹는 음식물에 의해 탈이 나기 쉽다.

직장인 A씨의 식습관

가상의 40대 직장인 A씨를 통해 우리의 식습관을 점검해보기로 한다.

> A씨는 아침에 일어나면 입맛도 없고 시간에 쫓겨 아침식사를 거른 채 출근한다. 회사에 도착하면 자연스레 아메리카노를 뽑아 들고 빈속에 마신다. 점심시간에는 전날 마신 술 때문에 회사 부근 설렁탕 집을 찾는다. 얼큰한 것을 좋아하는 A씨는 설렁탕에 고추장을 풀고 깍두기 국물을 넣어 허겁지겁 15분 만에 식사를 끝낸다.
>
> 오후 업무 회의 시간에 상사로부터 질책을 받았다. 스트레스를 있는 대로 받고 퇴근해서 향한 곳은 숯불 돼지갈비 집이다. 저녁 대신 소주와 고기로 배를 채운다. 스트레스를 푼다는 명목으로 연신 술을 마시고 담배를 핀다. 2차로 노래방에 가서 맥주를 마시고, 3차는 포장마차에서 매운 닭발에 소주를 마신다. 그리고 귀가하여 그대로 잠자리에 든다.

물론 모든 직장인이 이와 같은 생활을 하는 것은 아니지만 A씨의 생활에는 위 질환의 원인이 되는 모든 식습관이 들어가 있다. 맵고 짠 음식, 불에 탄 음식과 뜨거운 음식을 즐기고 술과 담배를 하는 습관 등이다. 또 늦게까지 이어지는 회식 문화 탓에 잠자리에 들기 직전까지 음식물을 섭취하는 것도 위 건강에는 매우 좋지 않다. 그렇다면 위 건강을 위해서는 어떻게 해야 할까? 바로 A씨의 식습관을 버리고 반대로 하는 것이다. 위 건강을 위한 식습관에서 중요한 것은 '무엇을' '어떻게' 먹는가이다. 그 구체적인 방법을 알아본다.

소금 섭취를 줄이는 식사법

짠 음식은 절제 후 남은 위에 염증을 일으킬 수 있으므로 주의해야 한다. 김치는 암 예방에 도움이 된다고 알려져 있으나 짠 김치는 안 된다. 김치가 짜지면 황산화 기능이 없어지고 오히려 독이 된다. 외식을 할 경우 소금 섭취가 늘어날 수 있으므로 수술 후 위 기능이 정상화되기까지 도시락을 싸서 다니는 것이 좋다. 최대한 맵고 짠 음식을 줄이는 것이 중요하다. 우리나라와 비슷하게 위암 환자가 많은 일본에서 지난 1990년부터 1999년까지 10년 동안 40~50대 남녀 4만 명을 대상으로 식생활 습관과 위암 발생의 상관관계에 대해 조사한 적이 있다. 그 결과 소금에 절인 음식을 매일 먹는 사람은 거의 먹지 않는 사람보다 위암에 걸릴 확률이 높게 나타났다. 남성은 3배, 여성은 2.5배나 위암에 많이 걸렸다. 짠 음식이 위 건강에 좋지 않다는 결과다. 짠 음식을 선호하던 사람이 갑자기 저염식으로 바꾸기는 쉬운 일이 아니다. 그런 사람들을 위해 조주영 교수(순천향병원 소화기내과)의 식사법을 소개한다.

조주영 교수는 점심을 먹기 위해 식당 대신 연구실로 향한다. 아내가 정성스레 싸준 도시락을 먹기 위해서다. 잡곡밥과 된장국, 각종 채소를 담은 샐러드와 과일들이 조주영 교수의 한 끼 식사다.

"짜게 먹으면 안 좋다고 해서 갑자기 싱겁게 먹게 되면 밥맛이 없거든요. 설령 짜게 먹더라고 채소를 많이 먹으면 좋아요. 전해질 중에 포타슘이라는 게 있는데 그게 나트륨하고 상호작용해서 짠맛을 줄여주는 역할을 합니다. 포타슘은 특히 토마토에 많이 들어있어요. 소금 2g, 5g에 스트레스를 받는다면 야채를 많이 먹으면서 입에 맞는 식사를 하는 방법을 추천해드립니다."

요리를 할 때 마지막에 소금 간을 하는 것도 소금 섭취를 줄이는 방법이다. 처음부터 간을 하면 식재료에 짠맛이 배어 먹기 직전에 싱거움을 느낄 수 있어 다시 소금 간을 하게 된다. 국물을 낼 때 소금보다 멸치와 다시마를 이용해 짠맛을 내는 것도 소금 섭취를 줄이는 데 도움이 된다. 멸치와 다시마에는 나트륨뿐 아니라 칼륨과 무기질도 함유되어 있어 영양적으로도 좋다. 또 저장음식 대신 제철의 신선한 음식을 섭취하는 것이 좋다.

매끼 콩, 두부, 달걀, 고기 섭취

위암 수술 후에 섭취하는 음식 종류는 특별히 가릴 것 없이 우리가 평소에 먹는 식단이면 충분하다. 다만 수술 후에는 단백질이 부족할 수 있으므로 단백질 보충에 신경을 써야 한다. 단백질 식품으로는 콩, 두부, 달걀, 고기 등을 매끼 먹는 것이 좋다. 흔히 위암 수술을 받으면 채식 위주로 식단을 바꾸는 경우가 많은데 이는 잘못된 습관이다. 위암 수술 환자는 일주일에 3번 이상 기름기 없는 고기나 생선으로 양질의 단백질 섭취를 해야 한다. 양두현 교수(전북대학교 의과대학 소화기외과교실)는 암세포와 싸우기 위해서는 단백질이 꼭 필요하다고 이야기한다.

“시중에 돌아다니는 이야기 중에, 어떻게 보면 헛소문일 수 있는데 고기를 먹으면 암세포가 더 활발해진다는 이야기가 있어요. 그래서 암에 걸렸다 하면 채식으로 바꾸는 분이 많은데 이는 좋지 않습니다. 우리 몸의 필수 영양소는 탄수화물, 단백질, 지방이에요. 그런 것들이 부족하면 몸 안에서 만들어지는 세포와 혈액 등이 건강할 수 없어요. 백혈구나 적혈구 등 암세포를 죽이는 데 관여하는 세포가 줄어들 수밖에 없고 결과적으로 면역력이 약해지게 됩니다.”

또한 소량을 먹다 보면 영양 공급이 불충분할 수 있으므로 균형 잡힌 식단을 마련해 영양 부족이 생기지 않도록 해야 한다. 안정기에 접어들면 다양한 채소와 과일을 섭취하고, 가능한 짠 음식과 매운 음식, 햄이나 소시지 같은 가공육 등 위 건강에 좋지 않은 음식은 피하도록 한다.

과일과 녹황색 채소의 섭취

현재 암의 발병을 억제해주는 항암 효과가 있다고 알려진 음식 중 대표적인 것이 과일과 녹황색 채소다. 더불어 고단백 식품, 비타민 A, 비타민 C, 비타민 E, 우유, 인삼, 된장 등도 항암 식품에 포함된다. 식사할 때마다 이런 식품을 골고루 섭취하면 항암 효과뿐 아니라 위 건강에도 좋다. 연구 결과 비타민 C는 위 안에서 발암물질인 N-니트로소 화합물의 생성을 억제하는 효과가 확인되었고, 비타민 E는 면역 기능을 유지하고 발암물질의 작용을 억제하는 효과가 있는 것으로 나타났다. 채소를 먹을 때는 될 수 있으면 뿌리와 줄기, 잎까지 함께 먹는 것이 좋고, 우리나라의 전통 발효식품인 김치, 된장, 고추장도 즐겨 먹도록 한다.

소금, 고춧가루, 커피의 섭취

위암 수술 환자에게는 식사 시간이 즐거운 시간이 아니라 부담이 되는 시간일 수 있다. 이 음식은 먹어도 되고, 저건 안 되고 등등 여러 가지 제약을 떠올리다 보면 하루 세 번의 식사 시간이 힘든 시간이 될 수 있다. 그래서 이때의 원칙은 '입맛에 맞춰 즐겁게 식사하기'가 되어야 한다. 짠 음식이 좋지 않다고 해서 너무 싱겁게 먹으면 오히려 입맛을 떨어뜨려 음식 섭취량이 줄어들 수 있으므로 입맛에 맞춰 간을 해 먹는 것이 좋다.

고춧가루가 들어간 음식이 수술 부위에 좋지 않은 영향을 미칠까 염려하여 꺼리는 경우도 있는데 너무 과하지 않으면 고춧가루는 크게 문제되지 않는다. 오히려 고춧가루에 들어 있는 베타카로틴이나 캡사이신 같은 물질이 소화 기능을 돕는 역할을 하므로 걱정하지 않아도 된다.

먹었을 때 몸에 이상반응이 없다면 가끔씩 짜장면이나 피자도 먹고 커피도 한 잔 정도는 마시면서 먹는 즐거움을 느끼는 것이 중요하다.

암 수술을 하고 나면 항암 효과가 있다는 건강식품에 관심을 갖게 되는데, 중요한 것은 음식으로는 암을 치료할 수 없다는 것이다.

무슨 환이나 즙, 가루, 농축액 등 다양한 건강식품이 환자들을 유혹하는데 무작정 주위의 말을 따르다가는 심각한 부작용이 발생할 수 있다. 무분별하게 건강식품을 먹다가는 수술 전보다 위와 간을 더 혹사시킬 수도 있다.

과음은 독, 빈속에 음주 금지

과식과 마찬가지로 과음도 좋지 않다. 한두 잔 마시는 술은 긴장을 풀어주고 혈액순환을 좋게 하는 효과가 있지만 이 역시 지나치면 독이 된다. 우리나라는 세계적인 술 소비 국가로 꼽힌다. 회식 문화가 발달한 탓에 집단적으로 술을 마시는 기회가 많고, 여럿이 마시다 보니 적당한 선에서 술자리를 끝내지 못하고 과음을 넘어 폭음을 하는 경우도 많다.

특히 빈속에 마시는 술은 위 건강에 치명적이다. 음식을 먹지 않은 상태에서 술을 마시면 알코올 흡수 속도가 빨라져서 혈중 알코올 농도가 급상승할 뿐 아니라 위 점막을 자극해서 위염을 일으키기도 한다. 술을 많이 마시면 다음 날 속이 울렁거리거나 메스꺼운 증상을 경험하는데 이는 급성 위염이 생긴 것이다. 급성 위염은 2~3일 술을 먹지 않으면 가라앉지만 지속적으로 반복되면 만성 위염으로 발전할 수 있으므로 주의해야 한다.

차고 섬유질이 많은 음식 피하기

기름진 음식은 칼로리가 높고 음식물의 통과 속도를 늦춰 장기에 부담을 줄 수 있으므로 피해야 한다. 너무 차거나 질긴 음식도 좋지 않다. 찬 음식이 바로 소장으로 내려가면 복통을 일으키기 쉽고, 섬유질이 많은 질긴 음식은 소화 장애와 장 폐색을 일으킬 수 있으므로 주의해야 한다. 우유 등 유제품은 조금씩 먹어봐서 큰 이상이 없으면 먹어도 된다.

건강한 외식 노하우

외식이 위 건강에 좋지 않다고 하지만 직장을 다니는 대부분의 사람들은 외식을 할 수밖에 없다. 외식을 할 때 조금만 신경을 쓰면 외식도 건강하게 할 수 있다. 이용찬 교수(연세대학교 의과대학 소화기내과) 역시 병원 주변 식당에서 자주 끼니를 해결한다. 이용찬 교수는 개인 접시를 이용해 따로 찌개를 푸고 충분히 식힌 다음 먹는다. 뜨거운 음식은 식도와 위에 자극을 줄 수 있기 때문이다. 그리고 식당에서 제공된 밥을 일부분 덜어내고 먹는다. 소식을 하기 위해서다. 그가 즐겨 먹는 음식 중 하나는 고추다.

"고추의 주성분인 캡사이신이라는 화학 성분에는 좋은 면이 많습니다. 암세포를 죽이는 항암 효과도 있고, 염증을 가라앉히는 항염증 효과도 있고 혈류 순환을 높여줘서 궤양 같은 것이 생겼을 때 혈액순환이 잘되게 합니다. 물론 매운 걸 너무 많이 먹으면 위 점막이나 십이지장 점막에 손상을 줄 수 있음으로 주의해야 합니다."

외식 메뉴를 선택할 때는 맵고 짜고 기름진 음식보다는 제철에 나는 재료로 자연의 맛을 살려 조리한 메뉴를 선택하도록 한다. 튀기거나 불에 굽기보다는 끓이거나 찌는 방법으로 조리한 음식이 좋다. 튀긴 음식은 기름기가 많아 위에 오랫동안 머무르기 때문에 소화에 좋지 않고 불에 구운 음식은 탄 음식을 섭취할 가능성이 높아 좋지 않다.

직장인은 점심식사 후에 습관처럼 커피나 콜라를

마시는데 이는 위산 분비를 과도하게 촉진할 수 있어 30분 후에 마시는 것이 좋다. 아침밥 대신에 공복에 위장 보호를 위해 마시는 우유는 상피세포를 재생시켜주기도 하지만 카제인 단백질과 칼슘이 위산 분비를 촉진해서 위궤양 환자에게는 독이 될 수 있다.

위 용량의 80퍼센트만 채우기

식사를 할 때는 약간 위가 덜 찼다는 느낌이 드는 정도의 양만 먹도록 한다. 성인의 위는 약 1.5~2ℓ까지 늘어날 수 있을 정도로 탄력성이 뛰어나다. 그렇다고 그 양을 꽉 채울 정도로 먹게 되면 위는 음식을 보관하느라 과하게 늘어나게 되고 위벽이 눌려 혈액순환이 제대로 되지 않는다. 또한 음식을 소화시키기 위해 위가 운동을 해야 하는데 너무 많이 먹으면 위의 운동이 느려져 소화가 잘 안 될 수밖에 없다.

보통 외식을 하면 과식을 하게 되는 경우가 많다. 특히 무한리필 식당이나 뷔페에 가면 돈이 아깝다는 생각에 과식을 하게 되는데 주의해야 한다. 음식의 양보다는 질을 생각해서 먹는 습관이 중요하다. 과식의 위험성은 위 건강뿐 아니라 전신의 건강을 위협한다는 것이다. 과식을 하면 비만이 생기고 비만은 많은 질병을 일으키는 원인이 된다.

과식을 오랫동안 하다 보면 위가 늘어나서 계속 과식을 하게 되고 이는 고도 비만으로 이어지기 쉽다. 고도 비만이 되면 식사량을 줄이거나 운동을 하는 것으로는 체중을 줄이기 쉽지 않다.

식사량을 줄이면 배고픔을 견디기 힘들고, 식사량을 유지한 채 운동만 해서는 효과를 보기 힘들기 때문이다. 그래서 늘어난 위에 고리를 끼우는 시술을 하기도 하는데 효과적인 방법이긴 하지만 수술에 대한 부담이 있다.

따라서 위가 늘어나기 전에 적당량의 음식을 먹는 습관을 들이는 것이 중요하다. 소식은 많은 학자들이 장수의 비결로 꼽는 습관이다. '위의 80% 정도만 채우면 장수한다'는 말이 있듯이 소식을 하면 위의 부담이 줄어들어 위 건강에 도움이 된다.

잠들기 2시간 전에는 음식 섭취 금지

야식 습관 또한 버려야 한다. 밤에는 신진대사 능력이 떨어지기 때문에 위산 분비가 줄어든다. 늦게 음식을 먹으면 섭취한 음식이 제대로 소화되지 않은 채 잠자리에 들게 되는데 그러면 위는 쉬지 못하고 밤새 일을 하게 된다. 우리가 하루 세 끼를 먹고 여기에 더해 간식과 야식까지 먹는다고 하면 위는 하루 종일 음식으로 가득 차 있다고 할 수 있다.

위가 음식을 소화하는 데 걸리는 시간이 약 3~4시간이고, 야식과 간식을 합쳐서 하루 4~5번의 식사를 한다고 하면 위는 하루에 15~20시간 동안 일하는 셈이다. 야식을 소화시키느라 위가 밤새 일을 하게 되면 깊게 잠들 수 없고 경우에 따라서 불면증이 생길 수도 있다. 최소한 잠들기 2시간 전에는 식사를 마치고 될 수 있으면 아무 것도 먹지 않는 것이 위를 밤새 편안하게 하는 길이다. 이용찬 교수는 위에게 쉴 시간을 주라고 이야기한다.

"위를 너무 혹사시키지 않았으면 좋겠어요. 위가 말을 할 수 있다면 정말 할 말이 많을 겁니다. 옛날에는 아침 점심 저녁만 일하면 됐는데 요즘은 사람들이 수시로 먹어대고 쉬는 시간에도 입에서 뭘 떨어뜨려 놓지 않고 커피 마시고, 음료수 마시고 자다가도 먹고 계속 그러지 않습니까? 사람이 일할 때가 있고 쉴 때가 있는 것과 마찬가지로 위도 쉴 시간이 필요합니다."

천천히 꼭꼭 씹어 먹기

과식을 하는 사람들의 특징 중 하나는 빨리 급하게 먹는다는 것이다. 한 조사에 의하면 한국인의 평균 식사 시간은 20분으로 선진국에 비해 3배 이상 빠르다고 한다. 보통 식사를 시작하고 20분 정도 지나야 뇌에서 포만감을 느끼는 중추가 작용을 하는데, 급하게 먹으면 포만감을 느끼기 전에 많이 먹게 되어 과식을 하게 된다. 음식을 빨리 먹으면 위는 급하게 활동량을 늘려야 하고 과잉 섭취된 에너지가 제대로 소비되지 못해 비만을 유발한다. 그래서 과식을 방지하기 위해서라도 천천히 먹어야 한다.

여러 차례 꼭꼭 씹어 먹는 것도 중요하다. 위의 기능이 약하더라도 꼭꼭 씹어서 먹으면 음식물을 소화시키는 데 큰 도움이 된다. 입 속에서 분비되는 침에는 아밀라아제라는 소화효소가 있는데 오랫동안 꼭꼭 씹어 먹을수록 음식과 아밀라아제가 잘 섞여서 위로 내려가기 때문이다. 음식을 오래 씹을수록 침샘이 자극받아 침을 더 많이 분비하고 음식과 침이 충분히 섞이면 소화 과정이 원활해진다. 물이나 국물에 밥을 말아 먹게 되면, 제대로 씹지 않은 상태에서 음식물을 삼키게 되어 위에 부담을 주게 되므로 될 수 있으면 국물과 밥을 따로 먹는 것이 좋다.

명의들은 식사할 때마다 최소 30분 이상 식사 시간을 가져야 한다고 이야기한다. 특히 위 절제 수술을 한 환자들은 소량의 음식을 오랜 시간 동안 꼭꼭 씹어서 먹어야 한다. 밥알에서 단맛이 날 때까지 씹어야 한다고 이야기하기도 한다.

매일, 일정한 시간, 규칙적으로

매일 일정한 시간에 식사를 하면 위는 그 시간이 되면 위액을 조금씩 분비하면서 음식을 받아들일 준비를 한다. 위가 준비된 상태에서 식사를 하면 위의 기능이 원활해지기 때문에 위 건강에 도움이 된다. 반대로 불규칙한 식사는 위가 준비를 할 시간을 주지 않아서 위 운동에 지장을 초래한다. 또한 영양이 공급되어야 할 때 공급되지 않으면 우리 몸은 언제 음식물이 들어올지 모르기 때문에 일단 비축해두려고 한다. 적은 양을 먹어도 살이 찌는 이유다.

환우에게 듣다

먹는 즐거움을 다시 찾은 사람들

위암 환자의 치료 후 5년 생존율은 77%로, 다른 암에 비해 높지만 암은 그 자체로 환자에게 힘든 과정이다. 특히 암은 수술 후 관리를 잘해야 재발을 막을 수 있다. 위암 수술 뒤 재발 확률은 암의 병기와 수술 상태에 따라 다르지만 평균적으로 2년 이내는 50%, 3년 이내는 70%, 5년 이내는 90%로 알려져 있다. 이처럼 재발 확률이 높고 재발했다고 하면 전신으로 암이 전이된 경우가 많기 때문에 5년 후 완치 판정을 받을 때까지는 관리를 잘해야 한다. 그중에 섭취하는 음식 관리는 무엇보다도 중요하다.

균형 잡힌 식단의 구성

위 절제술을 하게 되면 위의 반 이상, 혹은 전체를 절제하게 되므로 위의 저장 능력과 운동 능력이 감소하여 한 번에 먹을 수 있는 양이 줄어들 수밖에 없다. 양한광 교수(서울대학교병원 위장관외과)는 "위암 수술 환자의 위는 한 살짜리 위와 같고 한 달에 한 살씩 나이를 먹는다고 생각하면 된다"고 환자들에게 이야기한다. 수술 직후는 힘들지만 우리 몸은 금방 적응하여 위 부분 절제술 후에는 3개월 정도, 위를 모두 절제한 경우는 6개월에서 9개월이 지나면 정상적인 식사를 할 수 있다. 보통 수술 후 6개월까지를 적응기, 그 후 장기적인 관리가 필요한 시기를 안정기로 보고 있다. 6개월까지 섭취량을 조금씩 늘린 후에는 그 양을 유지하는 것이 좋다.

한정아 씨는 10년 전 위암으로 위를 잘라내는 수술을 받고 밥을 먹는 게 무서울 정도로 후유증이 심했다고 한다. 위를 잘라낸 만큼 소화력이 떨어졌다. 한 번에 먹을 수 있는 양이 적어진 만큼 하루 대여섯 끼를 챙겨 먹고 소화가 잘 되도록 음식을 잘게 썰어 먹으며 노력하니 몸이 조금씩 적응해갔다.

"지금은 음식을 적게 먹으니 너무 편해요. 살이 빠지니 무릎 아픈 것도 좋아지고 허리 통증도 사라졌어요."

음식만큼 중요한 것이 스트레스를 받지 않는 것이었다. 한정아 씨는 손자를 돌보는 틈틈이 복지관으로 달려가 악기를 배우고 봉사도 하며 즐겁게 살았더니 5년 후 완치 판정이 따라왔다. 10년이 지난 지금은 가리는 것 없이 식사를 잘하고 있다. 위암은 그녀의 인생에서 힘든 고비였지만 한편으로는 또 다른 시작이 되었다.

외식은 줄이고 염도는 체크

위암 수술을 받은 노혜정(57세, 여) 씨에게 작은 텃밭은 보물창고다. 그곳에서 자신의 먹거리를 직접 재배하고 수확하여 건강 밥상을 차린다.

"사실은 암 초기라고 했어도 그 이야기를 처음 들었을 때는 상당히 절망적이었어요. 저한테는 안 올 것 같은 그런 불행이 왔는데 살아야겠다는 본능에 열심히 운동도 하고 텃밭도 가꾸고 살고 있어요."

노혜정 씨가 위암 재발을 막기 위해 가장 신경 쓰는 것은 음식에 들어 있는 소금의 양이다. 노혜정 씨는 무심결에 짜게 요리했을까 싶어서 늘 염도 측정기를 사용해 음식의 염도를 직접 확인한다. 어쩔 수 없이 외식을 하게 될 때에는 짜지 않은 음식만 골라서 먹는다. 수술 후 한 달이 지나면서 예전에 먹던 음식 대부분을 먹을 수 있게 되었다. 그녀의 남편은 처음에는 소금이 덜 들어간 음식을 먹는 것을 힘들어했지만 아내의 식습관에 적응하면서 더불어서 건강한 식습관을 갖게 되었다.

음식의 염도반큼 신경 쓰는 일이 작아진 위에 적응하는 것이다.

“제가 위의 80%를 잘랐어요. 위가 정말 작으니까 성인 밥숟가락으로 두 숟가락 이상을 먹으면 꽉 차는 느낌이 들어요. 병원에서 한 번에 많은 양을 먹기보다는 자주 먹으라고 해서 세 끼 밥을 조금씩 먹고 중간에 견과류 같은 영양식을 먹고 있어요.”

수술 후 철저한 관리 덕분에 노혜정 씨는 현재 건강한 삶을 유지하고 있다.

밥알을 세듯이 천천히

박철중(61세, 남) 씨는 처음 위암을 발견했을 때 이미 3기였다. 3기 위암은 재발률이 50%를 웃돌지만 그는 건강을 잘 유지하고 있다. 정기 검사에서 재발 소견이 없고 간 기능이나 영양 상태에도 문제가 없다는 결과를 들었다.

"이 직업이 규칙적으로 먹지를 못해요. 밥을 시켜 놔도 손님이 오면 먹질 못하고 그냥 쌓아놔요. 한 시간 이상 쌓아놨다가 늦게 먹고 또 급하게 먹었어요."

위암 수술 후에는 조금씩 자주 먹어야 한다. 박철중 씨는 수술 직후 양껏 먹을 수 없다는 사실이 제일 힘들었다고 한다.

"수술하고서는 진짜 먹고 싶어요. 몸무게가 10kg 이상 빠지니까 사실 모든 게 엄청나게 먹고 싶어요. 그런데 못 먹잖아요. 조금만 많이 먹으면 위에서 부대껴요. 의사 선생님도 하루에 여섯 끼씩 먹으라는 거예요. 조금씩 자주. 그래서 도시락을 싸가지고 다녔어요. 한 6개월 정도 지나니 몸무게가 5, 6kg 늘더라고요. 1년쯤 지나니 정상으로 돌아왔어요."

위를 절제하는 수술을 했다고 해도 음식물을 소화하거나 영양을 섭취하는 데 지장이 없다. 과하거나 부족하지만 않으면 특별히 가려야 하는 음식도 없다.

위암 수술 후 배형식(77세, 남) 씨는 지금처럼 자기 몸을 소중히 여겨본 적이 없다고 한다. 그가 가장 신경 쓰는 것은 식사를 천천히 하는 것이다.

"사람이 바쁠 때는 밥을 두어 번 씹고 넘기고 그러

잖아요. 그런데 지금은 밥알을 세면서 먹어요. 살려고 그러는 것 같아요. 내 몸은 내가 위해야지요."

단백질 식품과 신선 채소

진행성 위암으로 위의 3분의 2를 절제한 심호근(60세, 남) 씨는 아직도 그때의 기억이 생생하다. 위암 수술을 받았지만 정년퇴임을 하기까지 무사히 직장에도 다녔다고 한다.

"5년이 되어 마지막 검사를 받을 때 정말 조마조마하더라고요. 과연 완치가 되는지, 부작용이나 이상이 있는지 싶어서 5년째 검사해왔는데 괜찮다고 하니까 그때서야 안심이 되었습니다."

수술 후 심호근 씨의 식단 관리를 맡은 사람은 아내였다. 심호근 씨의 아내는 하루 세 끼 정성껏 남편의 식사를 챙겼다. 단백질 식품과 신선한 제철 채소를 위주로 밥상을 차렸다. 직장에 다니는 남편이 외식을 하면 염분이 많은 음식을 섭취하게 되므로 집에서 먹는 식사 그대로 도시락을 챙겨서 보냈다. 수술 후 1년 동안은 수술 전 양의 3분의 1밖에 먹지 못했다. 먹고 싶어도 쉽게 배가 불러 먹을 수가 없었다. 그러나 수술 후 9년. 심호근 씨의 일상은 수술 전과 다르지 않다. 식사량도 2~3년 전부터는 보통 사람들과 차이가 나지 않게 되었다.

힘든 시간을 함께 보냈기에 부부에게는 현재의 일상이 너무도 소중하다. 심호근 씨의 아내는 그때를 회상하며 이야기를 했다.

"남편이 제자리로 못 돌아올 것 같더라고요. 이 사람이 내 옆에서 없어질 것 같았어요. 그때 혼자 남겨질 것 같은 심정이었습니다. 지금은 이렇게 보니까 괜히 울었네 하는 생각이 들어요. 하하하. 지금 이렇게 웃을 수 있는 게 얼마나 좋은 거예요. 그때 잘못됐으면 이렇게 웃을 수 없잖아요. 우리가 같이 있을 수 없고요. 고맙게 생각해요."

명의들은 위암의 치료에 있어 환자 가족의 역할이 크다고 이야기한다. 옆에서 환자의 투병 생활을 적극적으로 도와주고 힘을 북돋워주는 가족이 있을 때 환자의 치료 의지가 올라가고 그에 따라 치료 효과도 커지는 것이다. 가족의 힘 또한 완치의 비결인 것이다.

Chapter 20

무너진 몸과 지친 마음의 회복

위 건강에는 먹는 것 못지않게 중요한 것이 스트레스의 관리와 운동이다. 이미 위는 스트레스에 가장 약한 장기라고 이야기하였다. 아무리 위에 좋은 음식이라도 스트레스를 받는 상황에서 먹게 되면 소화를 제대로 시킬 수 없게 된다. 어떤 음식을 먹는가뿐 아니라 어떤 기분에서 먹는가도 위 건강을 지키는 중요한 요소인 것이다. 위와 장의 운동을 활발하게 하기 위해서는 운동이 필수적이다. 운동은 스트레스 해소에도 좋은 효과가 있으므로 규칙적으로 운동하는 습관을 들이도록 한다.

유산소 운동보다는 무산소 운동

위암 수술 후에는 섭취량이 줄기 때문에 체중도 줄어들 수밖에 없다. 수술 전에 비해 10~20%가량 체중이 줄다가 점점 늘어나서 보통 수술 1년 후에는 수술 전 체중을 회복한다. 일부 환자의 경우에는 수술 전보다 5~10% 줄어든 체중을 유지하기도 한다. 위아전절제술을 한 환자에 비해 위전절제술을 한 환자가 체중감소가 더 많은데 수술 후 항암치료를 하게 되면 식욕 감퇴와 구토로 인해 체중이 더 줄어들 수 있다.

체중 감소가 영양 결핍을 의미하지는 않는다. 환자들의 혈액 검사를 해보면 영양 상태를 알려주는 수치가 대부분 정상이기 때문에 감소한 체중이 빨리 회복되지 않는다고 해서 크게 걱정할 필요는 없다. 하지만 수술 후 건강을 회복하기 위해서는 적절한 음식물 섭취와 운동으로 체중을 늘리는 것이 중요하다.

2년 전 조기위암으로 수술을 받고 위가 절반만 남게 된 박길상(76세, 여) 씨는 조금씩 자주 먹어야 하는 새로운 습관에 익숙해지기까지 어지럼증과 저체중으로 고생이 많았지만 지금은 원래의 체중을 회복하고 있다. 박길상 씨는 한 달 사이에 2kg이 늘었는데 이는 위암 수술 환자로서는 쉬운 일이 아니다. 보통 체중이 500g 정도 늘어도 좋다고 보는데 그 이상 늘었다는 것은 잘 먹고 있고 수술 후 부작용이 없다는 이야기다.

양두현 교수(전북대학교 의과대학 소화기외과교실)는 위암 수술 환자들에게 반드시 체성분 검사를 받게 한다. 체중과 근육량 등을 통해 위암의 재발 여부를 감지하고 환자의 건강 상태를 쉽게 알 수 있기 때문이다. 그래서 운동을 할 때도 유산소 운동보다는 무산소 운동이 좋다. 유산소 운동은 일주일에 3번 30분 정도로 가볍게 하고, 대신 근력을 키우는 무산소 운동을 꾸준히 하는 것이 좋다.

"1990년대와 2000년대 환자들의 체성분 지수를 비교한 결과를 보면 2000년대 환자들이 근육량이 높아요. 그에 비례하여 5년 생존율도 훨씬 더 높아졌습니다. 위암 중기나 말기에 수술하신 분들은 몸 안에 잠재되어 있는 암세포들이 어느 날 갑자기 문제를 일으킬 수 있고, 또한 다른 장기에 암이 생기기도 합니다. 그런 것들을 줄이기 위해서라도 체중을 늘리고, 그중에서도 근육량을 늘리는 것이 중요합니다. 그래야 암과 싸울 수 있는 면역력을 키울 수 있어요."

위암 환자에게 체중과 근육량은 중요한 의미를 지닌다. 바로 암과 싸우는 힘, 면역력과 관련이 있기 때문이다. 하지만 무리한 운동은 좋지 않다.

1년 전에 위암 수술을 한 장태호(63세, 남) 씨는 최근 정기검진에서 운동량을 줄이라는 조언을 들었다. 평소 아침에 인라인 스케이트로 건강관리를 해왔는데 좀 더 체력을 키우려는 생각에 저녁에도 인라인을 탔더니 체중이 줄었기 때문이다. 암 환자 중에는 장태호 씨처럼 체력을 올려서 하루라도 빨리 건강을 회복해야겠다는 생각에, 또는 지금보다 더 건강해지기 위해 무리해서 운동을 하는 경우가 있는데 이는 좋지 않다. 아무리 좋은 운동이라도 체중이 줄어들 정도로 과하게 한다면 오히려 면역력을 떨어뜨릴 수 있기 때문이다.

스트레스 관리

식습관과 운동 못지않게 중요한 것이 스트레스 관리다. 위암 수술 전까지 환자와 보호자는 긴장 속에 많은 스트레스를 받게 되지만 수술이 끝났다고 해서 스트레스가 사라지는 것은 아니다. 수술 후 예상치 못한 후유증과 체력 저하 등으로 인한 우울감, 재발에 대한 불안으로 스트레스가 더 가중될 수 있다. 이때 중요한 것이 긍정적인 마음가짐이다. 위암에 걸렸던 경험을 교훈 삼아서 새로운 인생을 시작해보는 것이다. 이제 아무 것도 할 수 없다는 절망감에서 벗어나 평소 해보고 싶었던 일을 해보고, 가보고 싶은 곳에 가보며 새로운 삶을 계획해보는 것이다. 생각하기에 따라서 얼마든지 암에 걸리기 전보다 행복한 인생을 살 수 있다.

새로운 취미생활을 시작하는 것도 좋고, 자원봉사 활동을 통해 삶의 의미를 발견하는 것도 좋다. 지금 현재 살아서 숨 쉬고 있는 것에 감사하고, 일상의 사소한 갈등은 웃어넘기며 가볍게 살다 보면 몸도 마음도 건강해질 것이다. 환자 혼자서 불안, 우울 등의 감정을 관리할 수 없는 경우에는 정신과 치료나 심리 상담사의 도움을 받는 것이 좋다. 스트레스를 잘 관리하는 것, 암의 발생과 재발, 그리고 예방에 반드시 필요한 과정이다.

간병일지 작성

위를 전부 절제해야 한다는 말을 들었을 때 성기정(76세, 남) 씨는 절망뿐이었다. 하지만 그는 수술 후 20년이 지난 지금까지 건강하게 재발 없이 살아가고 있는 기적의 주인공이 됐다.

"그때만 해도 암에 걸렸다 하면 다 죽는 것으로 알았어요. 굉장히 두려웠죠. 그런데 지금까지 건강하게 살고 있습니다. 제 주변에서도 성기정이 봐라. 성기정이는 위를 다 들어내고도 건강하게 저렇게 견디지 않느냐고 해요."

위 없이 20년을 건강하게 살아온 비결은 짜고 매운 음식을 멀리하는 식단. 그리고 가장 중요한 것은 입으로 오래 꼭꼭 씹고 삼켜 소화시키는 습관이다. 또 하나의 비결은 아내가 꼼꼼히 작성한 간병일지다. 성기정 씨 아내는 성기정 씨가 위암 진단을 받고 병원에 입원한 날부터 매일 간병일지를 작성했다. 20년 전 간병일지를 보면 7시간 동안 수술을 받고 15일 동안 금식을 했던 일과 그 후 매일 먹은 음식의 종류와 양, 체중이 빠짐없이 기록되어 있다.

"무엇을 먹고 이상이 있었는지를 알기 위해서 간병일지를 썼어요. 오늘 밥을 두 숟가락 먹었는지, 세 숟가락 먹었는지를 알아야 양을 조절할 수 있거든요. 또 어떤 음식을 먹었을 때 탈이 났는지 알아야 다음에 조심할 수 있기 때문에 간병일지를 썼습니다."

성기정 씨는 20년 전 수술실로 향하던 그날이 아직도 생생하기에 지금도 정기검진을 빠뜨리지 않는다. 위 없는 삶에 적응하기까지 힘든 시간도 많았지만 지금은 위암의 굴레로부터 벗어났다. 성기정 씨는 아내와 소소한 일상의 행복을 누리는 나날을 보내고 있다.

환우에게 듣다

환자와 보호자의 자세

암은 그 이름만으로도 두려움을 느끼게 하는 질병이다. 조기위암이든 진행성 위암이든 내 몸 안에 암이 생겼다는 사실만으로 환자는 물론 보호자까지 두려움과 불안을 느끼게 된다. 암은 몸을 힘들게 할 뿐 아니라 마음도 힘들게 하는 질병이다. 그런 만큼 치료에 있어서 마음가짐이 중요하다. 위가 스트레스에 가장 약한 장기인 만큼 스트레스가 위암 발생에 영향을 미쳤을 가능성이 높으므로 치료 과정 중에 스트레스를 잘 다스리는 것이 무엇보다 중요하다.

환자는 먼저 의료진에 대한 믿음을 갖고 치료에 임해야 한다. 주변 사람들의 말이나 민간요법에 흔들리지 말고 내가 지금 만나고 있는 주치의가 최고의 의사라는 믿음을 갖고 치료에 임해야 한다. 암은 쉽게 치료되지 않는 병이므로 느긋한 마음을 가지고 꾸준히 치료해야 한다. '왜 하필 나에게 암이 찾아왔을까' '나는 이제 어떻게 되는 걸까' 등등 온갖 부정적인 생각과 감정을 잘 살피고 다스리는 것이 중요하다. 질병에 대한 공부뿐 아니라 자신의 마음도 잘 돌보면서 치료에 임해야 하는 것이다. 필요하다면 정신과 상담을 통해 마음의 안정을 찾는 것도 좋다.

보호자 역시 의료진에 대한 믿음을 가져야 한다. 보호자가 의사의 치료를 불신하고 불안해하면 환자는 더 큰 불안감을 느끼게 되므로 항상 긍정적인 마음을 갖고 환자를 대해야 한다. 사람은 몸이 아프면 마음도 약해지는데 이때 자신의 옆에 자신을 지지하고 응원해 주는 가족이 있다고 생각하면 정서적 안정감을 갖게 된다. 가족이 암이라고 하면 보호자도 당황하게 되지만 암 치료를 위한 장기 레이스를 시작한다는 마음가짐으로 환자를 보살펴야 한다. 따뜻한 마음이 담긴 한 마디의 말과 한 줄의 메모가 환자에게는 큰 힘이 되므로 자주 마음을 표현하는 것이 좋다. 같은 질병을 앓고 있는 암 환자 가족과 만나 이야기를 나누는 것도 도움이 된다.

부록

위암 수술 후 궁금증 10문 10답

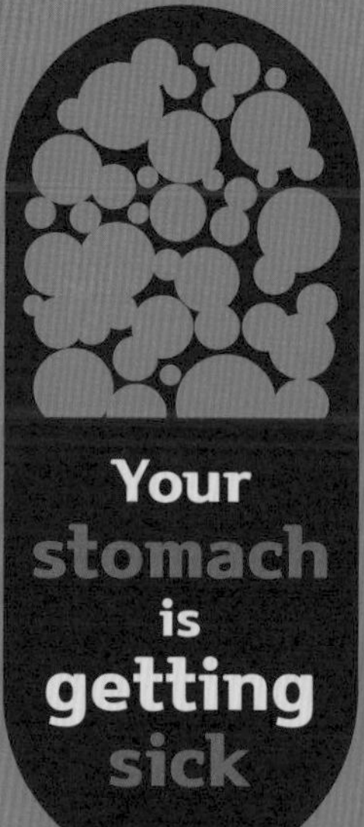

1.

위암 수술 후 정상적인 생활을 할 수 있을까요?

보통 암에 걸렸다고 하면 모든 일상생활을 멈추고 투병 생활에만 전념해야 한다고 생각하는 환자가 많다. 특히 수술 후 몸도 마음도 약해진 상황에서는 암에 걸리기 전 일상으로 돌아가지 못할 것 같은 불안에 시달리기도 한다. 하지만 위암 발병과 수술은 하나의 과정일 뿐이다. 그 과정을 잘 극복하면 얼마든지 정상적인 생활이 가능하다.

수술을 하고 1~2개월이 지나면 대부분의 환자는 일상생활을 할 수 있게 된다. 다만 위가 줄어들었기 때문에 식사는 6개월에서 1년까지 조절해서 먹어야 한다. 중요한 것은 위암 수술 후 그동안 갖고 있던 나쁜 습관을 고치겠다는 의지다. 수술 전 술과 담배를 많이 했다면 위암 수술을 계기로 끊어야 하고, 자극적인 음식을 좋아했다면 그 또한 바꾸어야 한다. 수술 후 체력이 많이 떨어져 있는 만큼 무리하지 말아야 하고 스트레스를 받지 않도록 노력해야 한다.

2.

밥은 언제부터 먹을 수 있나요?

수술 후 환자들이 가장 궁금해하는 것 중 하나가 '밥은 언제부터 먹을 수 있는가'이다. 수술 전에 금식을 하고 수술 후 미음부터 시작해 죽을 먹었으니 밥을 먹을 수 있는 시기가 궁금한 것은 당연하다. 또한 밥을 먹는다는 것은 위가 그만큼 회복됐다는 증거이기 때문에 환자들은 그 시기를 손꼽아 기다린다. 보통 수술 후 1~2주 정도는 죽을 먹게 된다. 아직 위가 회복 중이기 때문이다. 만약 입에서 충분히 씹어서 밥을 죽처럼 만들어 넘길 수 있다면 밥을 먹어도 되지만 오래 씹는 것이 익숙하지 않으면 힘들기 때문에 죽을 권하는 것이다. 하지만 죽을 계속 먹으면 영양 공급이 부족해져서 회복이 더딜 수 있으므로 1~2주 후부터는 밥을 조금씩 먹는 것이 좋다. 이때는 밥을 충분히 씹어서 넘겨야 한다. 밥을 먹었을 때 큰 탈이 없으면 계속 밥으로 식사를 하면 된다.

3.

위암 수술 후 먹으면 좋은 음식이 있나요?

너무 짜거나 매운, 자극적인 음식이 아니면 위암 환자가 따로 가려야 할 음식은 없다. 편식하지 않고 고른 영양을 섭취하는 것이 중요하다. 보통 암 환자라고 하면 육류는 피하고 채식 위주 식생활을 해야 한다고 생각하는데 그렇지 않다. 암 수술 후에는 체력이 떨어져 있기 때문에 육류, 생선, 달걀, 두부 등 단백질이 풍부한 음식을 먹는 것이 좋다. 특히 빈혈이 있는 환자는 붉은색 살코기를 먹으면 빈혈 증상 완화에 도움이 된다. 과일과 채소는 비타민과 미네랄이 풍부해서 좋지만, 소화력이 떨어져 있는 수술 직후에는 피하는 것이 좋다.

수술 후 1~2개월에는 당근, 무, 호박 등을 익혀서 먹고, 토마토나 오이 등은 껍질을 벗겨서 생으로 먹는 것이 좋다. 과일 중에서 섬유질이 많은 것은 피하고 복숭아나 사과 등 과육이 부드러운 것으로 먹는다. 하루 섭취량은 수술 후 1~2개월에는 1,500kcal 정도, 2~3개월이 되면 1,800kcal 정도에 맞춰 섭취하도록 한다.

4.

운동은 어떻게 하면 좋을까요?

힘이 없고 아프다고 해서 누워 있는 것보다는 가벼운 운동을 하는 것이 회복에 도움이 된다. 수술 후 한 달 정도는 걷는 운동이 좋다. 집 앞 공원을 산책하거나 가벼운 체조를 하면서 서서히 운동을 시작한다. 어느 정도 적응이 되었으면 자전거나 등산, 수영 등의 운동을 할 수 있고, 완전히 체력이 회복된 후에는 테니스나 축구 같은 격렬한 운동도 할 수 있다. 운동을 할 때 주의할 점은 몸의 회복 속도에 맞춰야 한다는 것이다. 위 절제 후에는 식사량이 감소하여 체력이 떨어져 있기 때문에 무리한 운동은 삼가야 한다. 운동이 질병의 회복과 예방에 도움이 되기는 하지만 위암 수술 환자에게 무리한 운동은 회복을 더디게 할 수 있으므로 주의해야 한다.

5.

성생활도 가능한가요?

수술 후 체력이 회복되었다면 얼마든지 부부관계를 가져도 된다. 암 투병을 하는 부부들을 보면 암 진단 전보다 부부 사이가 애틋해진 경우가 많다. 부부가 어려운 일을 함께 겪으면서 서로에 대한 애정이 깊어진 것이다. 실제로 많은 암 환자가 가장 많이 이야기하는 것이 배우자에 대한 고마움인데 육체적으로 애정을 표현하는 것도 좋은 방법이다. 암 환자들이 정상적인 생활을 하게 되었다는 의미가 되므로 굳이 성생활을 피할 필요는 없다.

6.

위암 예방에 좋다는 식품들을 먹어도 되나요?

위암 진단을 받으면 환자나 가족은 병원 치료 외에도 암에 좋다는 식품을 많이 찾곤 한다. 주변에서도 이것이 좋다, 저것이 좋다며 권하고는 하는데 마음이 약해진 환자나 가족은 쉽게 유혹에 넘어가 의사 몰래 먹기도 한다. 이와 같은 현상은 퇴원을 하고 집에서 요양을 하면 더 심해지게 된다. 홍삼이나 버섯, 흑염소 등 종류도 다양하고 저마다 암에 효과가 높다며 광고를 하고 있다. 환자나 보호자 입장에서도 '과연 밥만 먹어서 회복이 잘 될까' 하는 생각에 건강식품을 찾게 되는데 이는 득보다 실이 많음으로 주의해야 한다. 병원에서 보면 생약 성분이 들어 있다고 자랑하는 건강식품으로 인해 독성 간염을 일으키는 경우가 많다. 수술로 약해진 몸에 독성 간염까지 생기면 회복이 더뎌지는 것은 물론 증상이 더 악화될 수 있다. 수술 후에는 특별히 몸에 좋은 식품을 찾기보다는 일상적인 식사를 편하게 하는 것이 중요하다.

7.

밀가루 음식을 먹어도 되나요?

밀가루 음식은 정상인의 경우에도 소화가 잘 안 되는 것으로 알려져 있다. 위암 수술 후 피하게 되는 대표적인 음식이지만 먹지 말아야 할 음식은 아니다. 조금씩 먹으면서 몸의 변화를 살피는 것이 좋다. 밀가루 음식을 먹고 속이 거북하거나 설사를 한다면 아직 위가 준비가 안 된 것이니 섭취 시기를 늦추도록 한다. 몇 개월이 지나서 위가 적응되면 다시 시도해보도록 한다. 반대로 밀가루 음식을 먹고도 별다른 불편함이 없다면 과식하지 않는 범위에서 먹어도 좋다. 먹고 싶은 것을 참으며 스트레스를 받는 것보다는 조금씩 이것저것 시도해보면서 먹는 즐거움을 찾는 것이 좋다.

8.

수술 후 검사는 언제 받아야 하나요?

위암 치료는 수술을 했다고 해서, 항암제 치료가 끝났다고 해서 마무리된 것이 아니다. 수술 후 관리와 재발 여부를 확인하기 위해서는 정기적으로 검사를 받아야 한다. 보통 수술 후 2년까지는 3~6개월마다 외래를 방문해 검사하는 것을 권한다. 그 후 5년까지는 6~12개월에 한 번 정기 검사를 한다. 이렇게 5년이 지나 암이 재발되지 않으면 완치 판정을 받는다. 완치 판정을 받은 후에는 건강을 자신하며 검사를 받지 않는 환자가 많은데 완치 판정 후에도 재발하는 경우가 있으므로 1년에 한 번씩은 검사를 하는 것이 좋다. 병원에서는 기본적인 문진과 혈액 검사, 위 내시경 검사, CT 검사 등을 통해 암 재발 여부, 합병증 발생 여부, 환자의 건강 상태 등을 확인한다.

9.

여행을 가도 되나요?

위암 수술 후에는 1~2개월 정도 안정을 취하는 것이 좋은데 그 전이라도 체력이 된다면 여행을 통해 여유 시간을 가질 수 있다. 수술 후 2~3주면 국내선 비행기는 탈 수 있고 해외 장거리 비행은 1~2개월 후에 하는 것이 좋다. 기압이 낮은 상태에서 오랫동안 좁은 공간에 있다 보면 몸에 무리가 갈 수 있기 때문이다.

10.

위암은 유전되나요?

위암 환자의 또 다른 걱정 중 하나는 자식에게 위암이 유전되는 것은 아닌가 하는 것이다. 특히나 집안에 자신 말고도 위암 환자가 있다면 그 걱정은 더 커진다. 실제로 외래에서는 형제들이 모두 위암에 걸려서 혹시나 하는 마음에 위 내시경 검사를 받았다가 암을 발견한 사람도 종종 만난다. 서울대병원의 조사에 따르면 위암 환자의 5%에서 유전적 요인이 있는 것으로 나타났는데 아직 어떤 유전자에 의해서 유전이 되는지는 연구 중에 있다. 가족 중에 위암 환자가 많은 이유는 환경적 요인에서도 찾을 수 있다. 가족은 오랫동안 비슷한 식습관을 가지고 살아가기 때문에 같은 질병을 갖게 되기 쉽다. 따라서 가족 중에 위암 환자가 있다면 아무 증상이 없더라도 위 내시경 검사를 받아보는 것이 좋다.

이 책의 집필에 참고한 EBS 〈명의〉 출연 및 자문 전문의

강윤구 교수 / 종양내과 전문의

현 울산대학교 의과대학 종양내과 교수

현 서울아산병원 종양내과 교수

전 대한항암요법연구회(KCSG) 회장

김병식 교수 / 위장관외과 전문의

현 의정부 을지대학교병원 병원장

전 울산대학교 의과대학 위장관외과 교수

전 서울아산병원 교육부원장

김형호 교수 / 위장관외과 전문의

현 분당 서울대학교 의과대학 위장관외과교실 교수

전 대한위암학회 정보이사

전 대한복강경위장관연구회 회장

노성훈 교수 / 외과 전문의

현 강남세브란스병원 특임진료교수

현 국립암센터 이사장

전 연세암병원 병원장

문정섭 교수 / 소화기내과 전문의

현 인제대학교 서울백병원 내과 교수

박도중 교수 / 위장관외과 전문의

현 서울대학교 의과대학 위장관외과교실 교수

전 분당 서울대학교병원 외과 교수

박조현 교수 / 위장관외과 전문의

현 가톨릭대학교 외과학교실 교수

전 대한종양외과학회 회장

박효진 교수 / 소화기내과 전문의

현 연세대학교 의과대학 소화기내과 교수

전 대한소화기기능성질환운동학회 회장

양두현 교수 / 소화기외과 전문의

전 전북대학교 의과대학 소화기외과교실 교수

전 전북대학교 병원장

양한광 교수 / 위장관외과 전문의

현 서울대학교 암병원 병원장

현 서울대학교 의과대학 외과학교실 교수

유완식 교수 / 위장관외과 전문의

현 구미 차병원 병원장

전 경북대학교 의과대학 외과학교실 교수

전 대한위암학회 회장

이용찬 교수 / 소화기내과 전문의

현 연세대학교 세브란스병원 소화기내과 과장

현 연세대학교 의과대학 내과 교수

전 대한상부위장관·헬리코박터 학회 회장

전한호 교수 / 소화기내과 전문의

현 국민건강보험 일산병원 소화기내과 임상부교수

현 국민건강보험 일산병원 의료정보실 차장

정훈용 교수 / 소화기내과 전문의

현 서울아산병원 소화기내시경센터 소장, 위암센터 소장

현 서울아산병원 소화기내과 교수

형우진 교수 / 위장관외과 전문의

현 연세대학교 의과대학 외과학교실 교수

현 세브란스병원 위암전문클리닉 팀장

현 연세암병원 위암센터장

이 책의 집필에 참고한 EBS 〈명의〉 프로그램

〈습관이 키우는 질환 — 위장관질환〉 2013년 6월 21일
〈재발과 전이가 살되는 암 — 위암〉 2013년 10월 11일
〈암, 희망을 이야기하다〉 2014년 11월 14일
〈위암, 최적의 치료법을 찾아라〉 2014년 7월 11일
〈명의 앙코르 스페셜 — 흔하지만 치명적인 위식도 질환〉 2015년 7월 17일
〈명의 스페셜 — 다시 보는 5대암〉 2015년 8월 14일
〈위염에서 재발까지 — 위암을 피하는 법〉 2016년 1월 15일
〈전설의 외과 10 노성훈 교수〉 2016년 8월 19일
〈위암, 내시경으로 대비하자〉 2017년 5월 12일
〈위염은 어떻게 암이 되는가 — 위염과 조기위암〉 2018년 12월 7일
〈위염, 위암의 씨앗인가?〉 2019년 10월 11일
〈흔한 위염 그러나 위험한 위염〉 2020년 7월 24일
〈숨은 암을 찾아라! — 위암〉 2020년 11월 27일
〈위염쯤이야… 암의 공포를 만든다! — 만성위염〉 2021년 6월 18일
〈위암 생존율 세계 1위 그 비결은?〉 2021년 11월 5일

EBS 명의
당신의 위는 안녕하십니까?

1판 1쇄 발행 2022년 12월 26일

지은이 EBS 〈명의〉 제작팀
글 · 구성 이승민

펴낸이 김유열 | **지식콘텐츠센터장** 이주희 | **지식출판부장** 박혜숙
지식출판부 · 기획 장효순, 최재진 | **마케팅** 최은영, 이정호 | **인쇄** 윤석원
북매니저 이민애, 윤정아, 정지현

책임편집 정진라 | **디자인** 오하라 | **인쇄** 재능인쇄

펴낸곳 한국교육방송공사(EBS)
출판신고 2001년 1월 8일 제2017- 000193호
주소 경기도 고양시 일산동구 한류월드로 281
대표전화 1588-1580 | **이메일** ebsbooks@ebs.co.kr
홈페이지 www.ebs.co.kr

ISBN 978-89-547-7252-5 03510